THE FIVE SIDE EFFECTS OF KINDNESS

DAVID R. HAMILTON PhD

親切は脳に効く

有機化学博士
デイビッド・ハミルトン［著］

堀内久美子［訳］

サンマーク出版

本書へ寄せられた賛辞

「マインドフルネス」ならぬ「カインドフルネス」は効き目が強力だ。親切を意識して習慣化すれば、あなたの生活は着実に、目に見えて改善する——健康、心の安らぎ、日々の充足感、深い喜び、あふれる愛を実感できるようになる。ハミルトン博士の著書はその方法を教えてくれる。

——ロバート・ホールデン『最高の人生を引き寄せるには自分を愛するだけでいい』（大和書房）著者

親切があらゆる面で大きな意味を持っていることを痛感し、素直に実践したくなるすばらしい内容だ。

——ブロニー・ウェア『死ぬ瞬間の5つの後悔』（新潮社）著者

これまで私は、親切とは愛が目に見える形になったものだと思ってきた。本書によると、親切はそれだけではなく、老化を遅らせ、心臓を健康にし、しかも伝染するというのだ。

元気と勇気をもらえる本だ！

――マイケル・ニール『100％人生が変わる1％のひらめき』（主婦と生活社）著者
世界№1サクセスコーチのワクワク☆ラクラク成功術

私はデイビッド・ハミルトンが大好きだ。そもそも親切をテーマに書く人みんなに（ダース・ベイダーだって）私のお墨つきをあげて、拍手を送りたい。一人目の子どももあげちゃう、っていうのは冗談だけれど、私のいうことを聞く気のある人なら（そう、あなたのこと）ぜったいにこの本を読んでほしい！　そして親切になってほしい。どんなときでも、けっして忘れないで。

――パム・グラウト『こうして、思考は現実になる』シリーズ（サンマーク出版）著者、『ニューヨーク・タイムズ』ベストセラー作家

この本こそ、親切そのものだ！　私たちの生活にもっと親切を呼びこむための、実用的で、科学的に立証された、説得力のある方法が満載。読めば、すぐに親切をしたくなる本だ！

――チャーリー・モーリー『Dreams of Awakening』著者

もっと肩の力を抜いて生きていきたいと思ったことがある人に、本書はおあつらえむきだ。デイビッドは複雑なものをシンプルに、隠れていることを目に見えるようにするすべを心得ている。本書を読んでいて、目からウロコが落ちる思いをした瞬間が何度もあった。あなたも同じ体験ができるはずだ。ページを開き、心の扉を開いてほしい。可能性に満ちた広い世界と、あなたにとって真の価値がある生活が見えてくるだろう。

——アリ・キャンベル『Just Get on with It!』『More Than Just Sex』著者

本書を、親切の名を借りたキワモノ本だとは思わないでほしい。著者のデイビッド・ハミルトンはプラセボ（偽薬）の専門家だが、くだらない内容を砂糖でコーティングしてごまかすような本を書くことはありえない。彼のように心と体のつながりを研究した人は今までいなかった。彼はその研究成果を実践し、体現している。前著は「自己愛」をテーマとしたが、本書は「社会への愛」を取り上げ、親切が私たちの幸福に及ぼす、すばらしい副作用を紹介している。親切は場当たり的なものではない——親切には大きな力がある。あなたの生きかたと世界を変えてくれるのだ。

——ベッキー・ウォルシュ　作家、テレビ番組プレゼンター、ラジオパーソナリティ親切は、電光のようにあらゆる世界を駆け抜ける力であり、他人に示せば相互作用を生む。デイビッドには、真摯に、自分自身の経験をもとに書くというすばらしい能力がある。そこに科学的根拠を加えた本書はまさにユニークで、ほかに類を見ない。研究で明らかなように、親切をすると脳内で物理的な変化が起きる。デイビッドは親切によって、ストレスや不安、うつを克服し、心臓を強くする方法を教えてくれる。どの年代の人にとってもおもしろく、ためになる本だ。新たな発見と、実地に使えるヒントの宝庫であると思う。

——ジョー・ヘイズ　クレアゲート・トラスト筆頭役員

本書は私の体と頭と心に強烈な影響をもたらした。読み進めるにつれて、体の細胞一つひとつがぬくもりと喜び、幸福感で元気になっていった。この気持ちのいい本は何百万という人々の生活を変えるだろう。

——ゴーシャ・ゴーナ『The Expansion Game』著者

デイビッド・ハミルトン博士は、わかりにくい科学の話を誰にでも理解できるように説明する稀有《けう》な才能の持ち主だ。最先端の研究結果をふまえ、身近な体験をまじえたわかりやすい解説で、親切な行動が、親切をする人、される人に直接、目に見える結果を与え、健康や幸福、人間関係、老化のスピードにまで影響を及ぼすことを教えてくれる。本書は、グローバル化する今日の世界で必要とされる、すぐれた、人生を変える可能性もあるユニークな本だ。誰でも本書から、親切のかけがえのない価値をさぐり当てることができるだろう。

——アン・ハッチンソン　獣医学博士、英国獣医師協会会員

ほかにはない稀有な本だ。私は二十年前から、「個人」と「会社」を結びつけようと、あらゆる人材マネジメント手法を試してきたが、本書ですべてが解明された。親切と思いやりを中心にすえれば、「個人」にも「企業」にも同じように役立つ波及効果を生むことができるのだ。本書を読めば、デイビッドのいう「親切の力」を活用することができる。それは、あなたの健康と幸福も、そして親切に心動かされた人も変えることのできる、科学的に証明された現象なのだ。まさに示唆《しさ》に富んだ、前向きになれる本として、あらゆる人におすすめしたい。

——グレン・ホール　起業家、投資家、作家

デイビッド・ハミルトンは、人としてあるべき姿を明らかにするだけでなく、科学者という独自の経歴を生かし、信頼性の高いメッセージを明快に伝えている。本書は、行間に

にじみ出る、謙虚で人間味あふれる著者の人柄とあいまって、私たちに勇気、他人へのいたわり、決意と希望を持って、行動を起こすよううながしてくれる。

——ドリュー・プライド　スコットランド・ビジネスリーダー協会会長

そして友情の甘美さのうちに笑いがあるように。そしてまた楽しみの分かち合いも。
なぜなら、小さな事柄《ことがら》の一滴《ひとしずく》のうちにも、心は自分の朝を見つけてさわやかになるのだから。

——カリール・ジブラン『預言者』（至光社）より

はじめに

二〇一〇年二月に私の四冊目の著書『「親切」は驚くほど体にいい！〝幸せ物質〟オキシトシンで人生が変わる』（飛鳥新社）が出版された。一年あまり経《た》ち、私は本の内容をもとにしたブログ記事を自分のホームページに掲載した。タイトルは**「親切の五つの副作用」**だ。

記事を投稿したあとは、ほかの記事と一緒にそのまま放っておいたが、数年経ってから、サイトのアクセスデータを調べてみることにした。毎月何人の訪問者があるかとか、どんなページが見られているかとか、そんなことだ。すると、記事の閲覧数は投稿した当日がもっとも多く、それから数日間でだんだん減っていくことがわかった。ところが、「親切の五つの副作用」はちがっていた。閲覧数は減るどころか、何か月ものあいだ、投稿日より増えていたのだ。平均すると、毎月の閲覧数はおよそ千回となり、私のサイトでは五年間で閲覧数が一番多い記事になった。記事は百五十か国以上で読まれていた。なかには、自分が経験した副作用をわかりやすいイメージにデザインしてインターネットに投稿する人たちもあらわれた。

そこで私は記事の内容を本にすることにした。『「親切」は驚くほど体にいい！』を書いてから、親切に関する科学的な研究はさらに進んだので、使える情報は山ほどあった。前著のほぼ一割の内容を構成を変えて短く書き直し、九割の新しい内容を盛りこんで、本書『親切は脳に効く』を完成させた。

本書を読めば、親切によって脳が変化することや、血管が拡張し、血圧が低下することをわかっていただけるだろう。親切はうつの克服に役立ち、老化の七つのプロセスを遅らせ、細胞レベルでの老化さえ防ぐこと、私たちはみな生まれつき親切であることもわかるだろう。人がなんといおうと、人間は生まれつき自己中心的なのではない。本当は、生まれながらに親切なのだ。

「なぜ『副作用』なの？　親切の五つの『効果』でいいんじゃない？」と訊《き》く人がいた。「副作用」のほうが人の注意を引きそうだと考えたから、というのが答えだ。さらにいえば、副作用というと、ふつうは薬の好ましくない作用という意味でとらえられる。製薬業界に身を置いていた元研究者として、この用語の汚名をそそげると思うと気分がいい。

副作用は、本来めざしていることと一緒に、副次的に起きるものだ。親切をしようとするときに何かを期待しているわけではなくても、現実にはいろいろなことが起きるということを意味する。

では、親切の五つの副作用とは何だろうか？　くわしいことはあとのお楽しみにして、手みじかにいっておこう。**親切は人を幸せにし、心臓によく、老化を遅らせる。親切は人間関係を改善する。そしてどんどん拡散する。**親切な行為をすると、この五つが一緒についてくるのだ。

本書ではこの五つの副作用それぞれに一章を充てている。一つひとつの作用がなぜ、どのように起きるのか、その科学的な根拠、日々の生活での具体例、子どもや大人、高齢者への影響がおわかりいただけるだろう。ところどころに、一般の人の親切の体験談を盛りこみ、自分でできる五十の親切な行為もまとめた。

本書には、人生を豊かにする貴重なヒントや提案のほかに、研究結果をふまえた人間関係のアドバイスもある。研究者が人と人とのやりとりを十五分間観察しただけで、その関係が長続きするかどうかを九〇パーセント以上の精度で予測できたという研究だ。人間関係をほぼまちがいなく長続きさせるためのアドバイス、それはもちろん、親切にかかわることだ！

親切の五つの副作用の説明に入る前に、私が親切の効用について話すときによくされる質問にふれておこう。「どうして親切に効用が必要なの？　それでは親切というより自分のための行為になってしまうのでは？」という質問だ。

本書は親切にすることで得られるメリットをテーマとしているので、これは見逃せない問題だ。親切にすることで得をしたら、その親切は自己中心的なのだろうか？

答えは「イエス」とも「ノー」とも言えないと私は思っている。正直なところ、状況しだいなのだ。あなたが親切をするのは次のどちらの場合だろうか？

①親切をすることで得をしようとしている。

②親切をすることで得をすることは知っているが、正しいことだから親切をする。

たいていの人は、①は自己中心的だと考える。たしかにそうかもしれない！　ただ、そこまで白黒をはっきりさせるべきではないと私は考えている。突き詰めて判断しないほうがうまくいくように思えるのだ。

結論に飛びつく前に、いくつかのシナリオを考えてみよう。たとえば人に親切にすると、うつ状態が緩和される。あなたがうつ病だとして、ボランティア活動に参加すれば気分がよくなると知り、参加を決めるとしたらどうだろう？　これは、自己中心的な行為になるのだろうか？　自分のためにボランティアに志願したことになるのだろうか？

人を批判するより共感を示したほうが心臓によいと知り、誰かの話を聴くことにしたら？　それは自己中心的なことだろうか？

また、人を助けるのは気分がいいし、人とのつながりで心がなごむとわかっていたら、動機が不純だからと人を助けることを控えるだろうか？

白黒をつけるのはなかなかむずかしいのではないだろうか。

感謝も人を幸せにする。それなら、自分がいかに恵まれているかを思ったり、「ありがとう」と言ったりするのは、それで気分がよくなるから、自己中心的なことになるのだろうか？

このテーマはいくらでもややこしくできるが、驚くほどシンプルにすることもできる。

とにかく人に親切にすることだ。あとは相手にまかせ、相手が自分なりに考えてくれればそれでいい。私の方針はそう決まっている。**自分が自己中心的かどうかを考えすぎると何もできなくなる。そんなことを考えてむだにする時間は、他人を助けるのに使える時間なのだ。**

本書を書く目的は、読者のみなさんに親切について話しあってもらうこと、今までにないような、いろいろな考えかたをしてもらうことだ。親切のことを話せば、それは親切をしようというきっかけになる。もちろん、ときには話すより、とにかく行動を起こすのが一番という場合もある。

愛犬のオスカーが生きていたころ、私は犬と遊ぶのが、オキシトシンというホルモンの分泌を高め、心臓にとてもいいことを知っていた。それを知っていたから、私はオスカーとよく遊んだのだろうか？　オスカーがボールをくわえてきて、「ねえ、遊んでよ」とせがんだとき、そのことは私の頭にあったのだろうか？

親切にする瞬間、何かが働く。私たちが親切にふるまうのは、心のどこかでそれが正しいことだと知っているからだ。自分が得をするからとか、その他もろもろの理由はきれいに消え、かわりに相手とつながっているという感覚や、思いやり、相手のほっとした表情や笑顔（あるいは犬がしっぽをふるようす）を見たいという気持ち、助けようとしている相手は大丈夫なのかを確かめたいという思いが生まれるのだ。

親切は、どんな言葉や質問で表現しようとしても、表現しきれない大きなものだ。私たちの価値観よりも、利他的なのか自己中心的なのかという議論よりも、ずっと大きい。**親切は白でも黒でもない――色彩豊かなのだ。**

親切はまさに多彩だ。親切には一種独特の力がある。あとから来る人のためにドアを押さえておく、「どうもありがとう」と言う、相手が気に入るだろうと思ってプレゼントを買う、同僚のストレスを減らすために仕事を少し肩がわりするなど、誰かを助けた瞬間に、親切の力を取りこむことができる。

親切は自己保存本能の一つの形態だという人がいる。ある意味ではそうだろう。親切によって人間関係が築かれ、それで社会が強くなるからだ。親切によって私たちは保護され、生きていけるといってもいい。それは個人の問題ではなく、親切はヒトという種の保護と存続も保証しているのだ。

この世界は――家庭や職場、地域社会といった個人的な世界からより広い世界まで――いつも親切の恩恵を受けている。

数年前、私は母に助けてもらう経験をした。そして、母が家族一人ひとりに親切にしているようすを目の当たりにして、親切が人々を一つにまとめることに気づいた。

アメリカの文化人類学者マーガレット・ミードはこのように言ったことがある。「思慮深く、熱心な市民が、少数で世の中を変えられることを疑ってはならない。実際、世の中を変えてきたのはそういう人たちにほかならない」

私はこの言葉に感銘を受け、自分の指針をこう決めた——**思いやりと親切な心を抱いた人々は、少数で世の中を変えることができる。**

何ごとも相互につながりあっている現代の世界では、どんな小さな親切も世界とまったく無関係なわけではない。親切は人間関係と社会にさざ波を起こす。さざ波は他人の心や意識に影響を与え、そこでまたさざ波を起こす。その場かぎりに思える親切な行為一つひとつが、私たちの考える以上に重要な意味を持っているのだ。

ブッダはこう言っている。「一本のろうそくから何千本ものろうそくに火をともすことができるが、もとのろうそくの寿命が短くなることはない。幸福も、分かちあったからといって減ることはない」

親切も同じだ。与えるという概念は、自分の持っているものが減ることを暗に示している。だが親切なら、与えても自分のものは減らずに、増えるのだ。**「親切のパラドックス」**だ。

親切の力で私たちの気分も上がる――与えることがストレス源にならないかぎりは、そうだ。だが、ストレスになってしまったらどうだろう？

「ありがとうを言われないと腹が立つ」

「自分は何もしてもらえない」

こういう気持ちはよく抱きがちだ。この場合、考えるべきことは二つある。

まず、与えて、与えて、与えつづけているのに、相手から当然だと思われたり、恩を仇《あだ》で返す仕打ちまで受けたりして、身も心も疲れはててはいけないということだ。誰でも感謝されるべきなのだ。だから、もし場所がちがい、相手がちがえば、自分はもっと感謝されるのではないかと思うことがあっても、それはまちがってはいないのだ。

そんなときには別の考えかたをしてみるといい。親切は、ひもつきでないほうがストレスは少ない、ということだ。ストレスが生まれるのは、私たちが見返りに何かを期待しているのに、それが得られなかったときだ。何の期待もせず、「私は親切な人間なのだ」と自分に言い聞かせ、それで満足すればストレスは生じない。

こういう考えかたが必要ない人たちもいる。まわりの人たちが感謝を忘れず、親切にしてくれる人たちである場合だ。だが、身近な家族や友人、同僚などが何一つ感謝せず、ただもらうばかりなら、この二つの考えかたをしてみるのは大いに意味があるはずだ。

私たちは自分の欲求をなおざりにせず、自分なりのバランスがとれる状態を見つける必要がある。それはまさに私たちの生きかた――まわりの人間、環境、職業、勤務地、精神や感情面の健康、そして肉体的な健康――に左右されるのだ。もし無理をしすぎて、しかも不当な評価を受けているのなら、その状態をこれからも甘んじて受け入れていくのか、それとも自分が変わるべきなのかを判断すべきだ。**私たちは、自分自身にも親切でなければならない。**

この世は誰もが幸せで、誰もが毎日必要とするものを得られているとはいえない場所だ。だから親切が必要になる。自分自身にも、他人にも親切は必要だ。私たちはたがいに頼りあっている存在だからだ。親切は人間の社会を一つにまとめている。

私はスコットランド中部の小さな町で育った。近所ではみんなが助けあって暮らしていた。みんながおたがいを気づかっていた。隣の家に行って砂糖をカップ一杯とか、パン一枚とか、牛乳を少し分けてほしい、と頼むのは日常茶飯事だった。私たちの地域を一つにしていたのはその分かちあいの精神だった。

親切をすればみんなが得をする。これは避けようのない事実だ。親切は私たちを幸せにする。これはたちどころに得られる効果だ。親切は心臓によく、人間関係もよくする。一生親切を続ければ、何千人もの人が得をするうえ、私たちの寿命がそれで縮むことはない。むしろ、寿命は延びるのだ。

私のアドバイスはこうだ。親切をしよう。正しいことだから。あなたの知っている人が困っていて、助けを必要としているから。一日のあいだに何度もその機会が訪れるから。いいことだから。人間の本質には、助けあうことで生まれるつながりを楽しむ何かがあるから。

さあ、とりあえず親切をしてみて、その副作用を味わおう。

『親切は脳に効く』 目次

第二の副作用

親切は、心臓と血管を強くする

第三の副作用　親切は、老化を遅らせる

第四の副作用
親切は、人間関係をよくする

第五の副作用 親切は、伝染する

装丁　華本達哉（aozora.tv）
本文DTP　山中 央
翻訳協力　オフィス・カガ
校正　株式会社ぷれす
編集　黒川可奈子（サンマーク出版）

第一の
副作用

親切は、
幸せをもたらす

親切にふれる日は、
なんとすばらしい一日になることでしょう。
――ジョージ・エリストン

親切って、そもそもどんなことだろう？

【親切】 やさしく、心が広く、思いやりがある性質。親切な行為。

類義語：同情、やさしさ、情け深さ、愛情、博愛、心づかい、人情、思いやり、助力、慈善、人のよさ、面倒見のよさ、慈悲、善意、寛大、寛容、善行。

「私がエジンバラ駅で列車から降りようとしたとき、若い女性が大きくて重たいスーツケース二個と大きなバッグをホームに下ろそうと四苦八苦していました。私はスーツケースを一個下ろし、『乗り換えのホームまで運びましょう』と言いました。行ってみると、そのホームは長い階段の下でした（それにスーツケースはものすごく重かったのです）。すると駅の職員が私にかわって階段の下まで運んでくれました。

女性は、『ありがとうございます。こんなに親切にしていただけるなんて』とくり返していました。まるで親切にされて驚いているようでした。私は、彼女が見知らぬ人間とのやりとりで気持ちのいい経験をしているのが個人的にもうれしくなりました。

彼女が列車に乗るのを手伝うと、彼女は私を思いきりハグし、『神様のご加護を！』と何度も言いました。

私は最高に感動しました。ガラガラの列車で、知らない者同士が笑顔いっぱいにハグしあっていたんです。私にとって、人助けほどハイな気分になれるものはありません。

こんな経験をして自分はラッキーな人間だと思いながら帰りました。

――エムズ」

「『どうして、みんなと同じようにちゃんと待っていられないの！』と私はどなりちらしていました。車がまた一台こちらのレーンに車線変更し、前に割りこんできたんです。

私はイライラしどおしでした。いつも同じ場所で同じことが起きていました。信号待ちで列の先頭にいるときは、隣のレーンの車が割りこみそうだと感じると、かならず足を浮かせて、アクセルを思いきり踏みこむ準備をしていました。こっちが先に飛び出して、相手に思い知らせてやるつもりでした。

『ほうら！　ざまあみろ！』って言ってやったものです。でも心臓はバクバクして、目の玉が飛び出しそうでした。

そんなある日、私の前には車が二台いて、隣のレーンにはウィンカーを出している車がいました。こちらに入れてもらおうとしていたんです。信号が青になると、前の二台は急発進しました。ぜったいに入れてやらないぞという意図が見え見えでした。

私も同じようにしようとしたそのとき、足がアクセルからふっと離れました。イライラするのはいやだと思ったんです。もううんざりだって。その日の私は心が穏やかでした。その状態のままでいたかったのです。血圧がはね上がるのも、怒りが爆発寸前になるのもいやでした。だから、隣のドライバーにどうぞという仕草をして、私の車の前に入ってもらいました。

そうしたら、なんと、気分がよくなったんです――いきなり！　怒りでこめかみが破裂しそうになるよりずっとましでした。

前に入ったドライバーはお礼がわりにハザードランプを点滅させました。おかげでもっといい気分になりました！

それから、その交差点ではいつも道を譲るようになりました。考えてみればそれほど面倒なことではないし、ものすごく気分がよくなるんです。

――エリサ」

こういう話に自分の姿を重ねる人は多いはずだ。怒りはストレスを生む。いっぽう親切はいい気分を生むのだ。

科学が証明する「幸せの財産」のメカニズム

私がパートナーのエリザベスから聞いた、一番気の利いた言葉はこうだ。**「親切にすれば財産ができるのよ——幸せの財産が」**

そのとおりだ！

それは親切の副作用だ。

それだけではない。人の親切やよい行いを目にしたときや、自分が親切な行為をしたときやされたときに、心のなかに湧《わ》き上がってくる感情は、健康にいいこと尽くめの効果があるのだ。これについてはあとでふれよう。ここではなぜ、どのようにして親切で幸せな気分になるのかに話をしぼってみよう。

親切で気分が明るくなるのは誰でも日常的に経験することだが、じつは大規模な科学研究でも同じ結論が出されている。

たとえばカリフォルニア大学リバーサイド校の心理学教授、ソニア・リュボミアスキーの研究では、ボランティアの参加者に一週間に五つの親切を六週間続けて行ってもらい、親切な行為を意図的には行わない人々の対照グループと比較した。

参加者が報告した親切な行為は、献血する、パーキングメーターで他人の駐車料金を支払う、友だちの宿題を手伝う、病気の親戚を訪ねる、お礼状を書くなどさまざまだった。

その結果、親切を行った人々は幸せな気分になったことがわかった。親切をしなかった人々は、そう、ちがったのだ。もっとも幸福感が高まったのは、同じ日に五つの親切をした場合であることもわかった。(注1)

また別の研究では、約五百人が四つのグループに分けられた。二つのグループには親切な行為をしてもらった――一つのグループの親切の対象は他人で、もういっぽうの対象は世間だ（たとえば、ゴミ拾いなど）。三番目のグループは自分に親切にした（自分へのごほうびを与えるなど）。四番目のグループは比較のため、親切な行為はいっさい行わなかった。

実験前と六週間後の実験終了時に、参加者一人ひとりの心理的、感情的な満足度が測定された。

六週間後、他人と世間に親切にした人たちは、幸福度が高まった。自分に親切にした人たちは、幸福度に大きな変化はないと報告した。この結果は、意外だと思われるかもしれない。(注2)

同様の研究で、幸福な状況を尋ねる一般的な質問に対して、「自分の時間をボランティア活動に充てた」とか、「困っている人にお金を寄付した」「相手の意見にじっくり耳を傾けた」といった答えを挙げた人たちは、意識が自分に向いている人たちと比べて、幸福度

が高く、自分の生活により満足し、より幸せだと認識していた。(注3)

カナダのブリティッシュ・コロンビア大学では、六百三十二人に毎日何にお金を使ったかを一か月間、記録してもらった。たとえば買い物やランチから、慈善団体への寄付、他人へのプレゼントまでもれなく記録してもらったところ、一番幸せを感じていたのは他人のためにお金を使った人たちだった。

同じ研究で、ボランティアの参加者に五ドルか二十ドルを与え、半数の人にはその日のうちに他人のために使ってもらい、残りの半数には自分のために使ってもらった。一日が終わると、与えられた金額にかかわらず、他人のためにお金を使った人が一番幸せを感じていた。(注4)

気分が沈んでいれば、自分のことばかり考えてしまうのは当然だ。自分のためにお金を使ってうさ晴らしをしようと思うこともあるだろう。それで効果が得られることもあるだろうし、自尊心を高めるには役立つかもしれない。ただ、ここで挙げた研究結果が示すように、他人を助けたり、世の中に貢献したりすることが気分を上げる一番の近道なのかもしれないのだ。

ここで「はじめに」でふれた道徳的な問題がまた浮上する。親切にする理由の一部が自分の気分を上げるためだとしたら、親切にするのはまちがいなのだろうか?

助けることで誰かの役に立つのならまちがいではない、と私は思う。人を助けるのは、自分にも助けが必要だからという理由もある。それなら、あなたと相手の人はおたがいに助けあっていることになる。

他人を助けるとき、人とのつながりを強く求めていることもある。そのつながりが幸福感を生むのだ。

私にとって愛犬オスカーの介護はとても幸せな経験だった。イエローの毛色のラブラドールレトリーバーで、明るく元気な犬だったが、骨のガンを患い、二〇一四年十一月に二歳で亡くなった。私たちはできるかぎり手を尽くした。オスカーとの連帯感、幸福感は言葉で言いあらわすことができない――そう、死んでしまうのではないかと気が気でなかったのだが、幸福感があったのだ。その幸福感は、オスカーの欲しがるもの、喜ぶものをあげたときに得られた。おもちゃ、食べ物、散歩、遊びなど何でもよかった。オスカーが微《ほほ》笑《え》み――本当に微笑むのだ（それもはっきりと）――懸命にしっぽをふると、それだけで私たちは胸がいっぱいになった。

オスカーに毎日、愛情と思いやり、いとおしい気持ちを示すことで、私は彼を失う恐怖から抜け出すことができた。つらい日々だったが、彼を愛することで受けとった幸せは、私へのお返しのように心に刻まれ、今でも彼を思い出すたびに大きな喜びを味わわせてくれる。

「自分へのごほうび」でも、幸せ効果は得られる

先ほど紹介した研究では、親切にすることで幸せを感じたのは、自分ではなく他人に親

切にした場合か、お金を自分のためではなく、他人のために使った場合にかぎられていた。ただ、自分へのごほうびで気分を上げることはできないというわけではない。

私の経験からいえば、自分へのごほうびでも、短期的にはたしかに幸せな気分になる。ただそれは、自分を大切にする気持ちを確認したいときにかぎる。自分の欲求は大事にしたいという意思表明でなければならないのだ。自分へのごほうびがとくに効果を生むのは、自分の欲求をしばらくなおざりにしていたときだ。

私がそれを学んだのは、前著『I Heart Me: The Science of Self-Love（アイ・ラブ・ミー――自己愛の科学）』（未邦訳）の刊行後に開催したワークショップに参加した人たちからだった。自分は大切な存在だとか、自分はいい人間だと確認するために、意図的に自分にごほうびをあげたという人たちは、以前より幸せな気分になり、自尊心が高まったと報告したのだ。

一般に、自分に親切にするのは、自分の欲求を他人の欲求よりも優先させるのだから、自己中心的なことだと考えられている。だが、ここでも白黒ははっきりつけられない。

自分に親切にするということには、自分にプレゼントを買うなど、単に自分にごほうびをあげることよりもずっと大きな意味がある。「私は今の状況がもういやになり、何かを変える決心をした」とはっきりと宣言する意味あいもあるのだ。自分は今の状態に甘んじていてはいけないし、自分が大切だから何か手を打とうと思っていることを認める意味もある。

また、自分を守ろうとするときや、自分は敬意を持って親切に扱われるべき人間だと自覚したときも、自分に親切にしていることになる。**みんなが期待するような人間ではなく、自分らしくなろうと覚悟を決めることも、自分への親切だ。**

私の経験からすれば、自分への親切で幸福感が高まるのは、今挙げたような場合だ。そこから、自分の人生をコントロールできるという幸福感の重要な要因が生まれ、自尊心も高まるのだ。

親切にした回数を数えると、自尊心が高まる

親切は誰をも幸せにするが、とくに幸せを感じる人たちがいる。これは、『ジャーナル・オブ・ハピネス・スタディーズ』誌に掲載された、日本人女性百十九人（親切なグループ七十一人と対照グループ四十八人）を対象にした研究の結果だ。

親切に関する研究では、実験の対象者が親切な行為をするよう求められる場合があるが、この研究では、対象者の女性たちはただ自分の行動に注意し、毎日自分がした親切の回数と内容を記録した。つまり、自分の親切の回数を数えるだけでよかった。

「親切の回数を数える」のはごく簡単なことだが、女性たちの気持ちには大きな影響があった。まず、全員が前よりも幸せだと感じた。二十一人には（七十一人の親切グループの約三〇パーセント）、かなり大きな影響があった。彼女たちは「とても」幸せになったのだ。

これは、自尊心が高まったからだと私は思う。それに気づいたのは、この親切を数える練習を人にすすめたときだった。**親切の回数を数えると、自分は思っていたよりもずっと親切な人間だったという結論を出す人が多い。そのとたんに、想像していたよりもほかの人の役に立っている自分に気づくのだ。**自尊心を高めるのにこういう後押しが必要な人もいる。その結果、その人の価値観や目的意識が高まることになる。

ある男性は、若いときに人から性格がよくないと言われ、それがどうしても心から離れなくなっていた。この練習をしてみたところ、考えていたよりずっといいことをしていた自分に気づき、目の覚める思いがしたという。

「ちりも積もれば山となる、ですね」と彼は言った。

親切な行為というと、何か大きなことや、意味があって目立つこと、何か計画が必要なことをしなければならないと思うかもしれない。だが、この男性にとっては、毎日が数多くの親切であふれていること——あとから来る人のためにドアを押さえて開けておく、人の話を聴く、誰かが落としたペンを拾う、誰かに微笑みかける、相手が評価されていると感じるようにうなずいて同意してみせるなど――そんなことの積み重ねが大きな効果を生んだ。彼にとっては、こういう小さな親切が大きな意味を持っていたのだ。

子どもだって「与えること」で幸せを感じる

私より六歳下の、末の妹のリンが小さいころ、彼女に感心させられることがあった。リンは自分が持っているものは、お菓子でも、おもちゃでも、お金でさえも、私やほかの妹たちに喜んであげていたのだ。

子どもの親切については、多くの研究がある。たとえばカナダのブリティッシュ・コロンビア大学では、二歳未満の幼児が人におもちゃやお菓子をあげる行為を調べた。

専門教育を受けた二人の研究助手が幼児を観察し、表情などの手がかりをもとにどのくらい幸せに見えるかを評価した。たとえば笑顔はプラス、顔をしかめればマイナスと記録された。

子どもたちは人形と遊んだ。そのあいだ、子どもたちはときどきおやつを与えられる。問題は、子どもたちがおやつをもらうときと、人形におやつをあげるときとで、どちらが幸せだったか、ということだ。

そう、自分がおやつをもらうときよりも、人形にあげたときのほうが幸せだったのだ。それだけでなく、自分がもらうチャンスを逃しても、人形がおやつをもらえるなら幸せに感じていたのだ(注5)。

これはどういう意味だろう。**子どもたちは何かをもらうことがもちろん大好きだ。だが、人にあげることも大好きなのだ。**

子どものころ、母が「プレゼントはもらうよりあげるほうが楽しいわ」と言っていたのを思い出す。そのときは意味がわからなかった。私はクリスマスにプレゼントをもらうのが何より好きだったからだ。前の晩はわくわくして眠れなかったほどだ。

そのいっぽうで、子どものときの最大の思い出であり、うれしさで胸がいっぱいになった思い出は、父と母にプレゼントを贈ったことだった。ある年は、母におこづかいで買ったキャドバリーのチョコレートバーを、父には父が持っていたドミノ牌《はい》を六個、紙に包んでプレゼントした。私は四歳くらいだったはずだ。

そのときのことを家族で思い出すと、母はいつも「大事なのは思いなのよ」と強調していた。**何をあげるかはそれほど大事ではない。一番大切なのは、プレゼントにこめた思いなのだ。**プレゼントをするということには、かならず親切な思いがこもっているはずだ。

親切は、社会不安障害をやわらげる

社会不安障害とは、特定の状況で不安に思ったり、恐怖を感じたりする状態のことだ。そのため自信や幸福感をだんだん失っていく人もいる。人との会話ができないのではないか。人前で緊張したり、汗をかいたり、赤面したりするのではないか。恥をかいたり、人から侮辱されたり、拒絶されたりするのではないかと不安になる。自分のことを他人がどう考えているのかがひどく気になるようになる。ある状況に身を置かなければならないと思っただけで緊張してしまうこともある。

ジョンは私の学校時代の友人で、社会不安障害を抱えていた。親しい友人や安心できる相手といるときは明るく見えたが、まわりにもっと人がいたり、とりわけ「派手で目立つ生徒のグループ」が一緒だったりすると、ほとんどしゃべらなくなるのだった。

ジョンは私の英語の宿題を手伝い、わからない単語を説明してくれたことがあった。頭はよかったのに、人に対する不安のせいでどんどん内にこもるようになった。彼はいじめられた。ジョンとよばずに「できそこない」とよぶやつもいた。彼はすぐに退学してしまった。今どうしているだろうとよく思う。

社会不安障害を経験する人は多い。それによって幸福感を得にくくなる場合もある。その理由は、次の二つだ。

①幸福感は人との交流から生まれることが多いから。

②特定の場に身を置くことの恐怖を長時間考えすぎるから。

だが、**最近の研究では、社会不安障害の改善には親切がかなり大きな効果を及ぼすことがわかっている。**

ブリティッシュ・コロンビア大学では、重度の社会不安障害を持つボランティアの参加者百四十二人を無作為に三つのグループに分け、四週間にわたる調査を行った。親切な行為をするグループ、行動実験〔訳注：自分の行動や考えを検証し、より適切な考えかたを探すことで、否定的な感情を減らそうとする認知行動療法〕に参加するグループ、そして何もしないグループだ。調査が始まった時点と、調査のあいだ週に一回、参加者は自分の気持ちと不安の度合い、人前でしたことについて報告した。

親切グループの人は調査中ずっと、そして四週間後もプラスの感情が大幅に高まった。幸福感が高まっただけでなく、人間関係も改善し、自信も深まり、人前に出ることをそれほど避けようとしなくなった。親切にしたおかげでその人たちは幸せを感じ、人前でも以前より安心していられるようになったのだった。(注6)

うつから抜け出すためのとっておきの方法

マーガレット・マッカーシーはうつ病にかかっていた。「重症で、何度も自殺をはかりました」と話してくれた。

「一か月間、閉鎖病棟に入れられたこともありました。病棟のスタッフはあまりよくしてくれませんでした。親切なんてほとんどしてもらえなかった。患者に対する思いやりなんてこれっぽっちもありませんでした！　心の健康については一般的に誤解されていると思います。

私は電気ショック療法を受けましたが、効きませんでした。効くどころかむしろ悪化したと思います。

ある日、私はもう耐えられないと思って滝から急流に向かって飛びこみました。でもお尻が二つの岩のあいだにひっかかって、溺《おぼ》れずにすんだんです！」

彼女はその話をしながら、はじけたように笑い出した。笑い出したのは、現在の彼女がまったくちがった境遇にあるからだった。

「何があったのですか？」と私は尋ねた。「どうしてうつ病から抜け出せたのですか？」

「『パッチ・アダムス』という映画を観たんです。亡くなったロビン・ウィリアムズがパッチ役でした。パッチというのは『笑いの医者』です。うつ病を笑いで治療するんです。私は、アメリカにある彼の病院『ゲズントハイト・インスティテュート』にファックスを送り、私を診察してくださいとお願いしました。(注7)

パッチはその日のうちに返事を送ってくれました。その日のうちですよ！　一九九九年のことでしたが、病院はまだ建設できていないということでした。かわりに彼はこういうアドバイスをくれました。『家から出て、外で人のために働けば、うつ病なんかふっとぶよ』って。

私はそのとおりにしました。家から出て、外で人のために働いたんです。夫のケニーと私は毎月、数時間のボランティア活動をしました。『ビフレンディング』といって、心の問題を抱えた人たちのそばに友だちとして寄り添い、力になる活動をしたのです。ほかにもボランティア活動をしました。日常生活では、困っている人がいれば、誰でもすぐに助けようとしました。

何もかも効きました。愛と、愛する人たちの支え、そして私への親切と私からの親切のおかげで、私はうつ病から抜け出すことができたのです」

それから数年経《た》った現在、マーガレットは輝いている。週に一度、ガン患者の支援団体でボランティア活動をし、刑務所内で講習会を開き、一般向けにもセミナーを開催し、参加者が自分の「すばらしさ」を発見する手助けをしている。彼女の経験では、親切は幸福と同じものなのだ。

うつ病の人は、内にこもりたがる傾向がある。私自身にも経験があるから、それはよくわかる。外に意識を向け、他人を助けるなど、直感的にいやだと思う。自分自身が助けを必要としているのに他人を助けろといわれても、はじめはピンと来ない。それでも、**いったん外に目を向け、他人の苦しみや欲求に視線を向けてみれば、他人のことを心配するという人間の生まれながらの性質が働きはじめ、うつの重荷はゆっくり消えていく可能性があるのだ。**

こうなると、自分を幸せにするために他人を助けるのは自己中心的かどうか、というのはもう問題にならなくなる。うつに悩む人に、人を助けるのは自己中心的だといってみても彼らはそうは思わないだろうし、そんなことは気にもしないだろう。闇から抜け出すためには何でもしたいのだ。親切はその一つの方法だ。

親切が脳と体に効くシンプルなしくみ

ボランティアや人の世話、手助けなどの親切で、自分が幸せになるというマーガレットに、科学は諸手《もろて》を挙げて賛成している。実際、他人のためによい行いをしてハイな気分になる人は多い。これには**「ヘルパーズ・ハイ」**という言葉まである。アラン・ラックスの著作『The Healing Power of Doing Good: The Health and Spiritual Benefits of Helping Others（よいことをすれば癒される――他人を助けることで得られる健康と精神への効果）』（未邦訳）に登場した造語だ。

ラックスがアメリカで三千二百九十六人の健康と幸福、ボランティア習慣について行った大規模な調査の結果を次のようにまとめてみた。（注8）

【三千二百九十六人中の割合　人を助けたときにどう感じたか】

・95％　気分がよかった

・80%　プラスの感情が何時間（何日）も続いた
・57%　自己肯定感が高まった
・54%　すぐにあたたかい気持ちになった
・53%　前より幸せに感じ、気分が前向きになった
・29%　エネルギーが湧いた
・21%　陶酔感があった

要するに、親切で人はより幸せになることがわかったのだ。

私が本書を書いた理由の一つに、大多数の人が経験していることなのに、親切と幸福とのつながりを考え、両者が密接に関連していることを理解している人は驚くほど少ないということがある。

私は、何人かの人にどうして親切をするのか尋ねてみた。一番多い答えは（それも肩をすくめながらの場合が多い）「なぜって言われてもね」だ。私たちは心の深いところで親

切に共鳴するので、理由を考えたりはしない。心のなかの意識が「そうさ、そうするものなのさ」と言っているのだ。

気分がよくなるのは、親切の「正しさ」と、親切から生まれる人とのつながりからだ。しかもそれは主観的な感情ではない。親切によって脳内の化学物質に変化が起きるとする研究がある。親切は、プラスの感情にかかわる神経伝達物質「ドーパミン」や「セロトニン」の分泌量を増やし、絆《きずな》のホルモンともいわれる「オキシトシン」も作り出す（これについては次章でくわしく述べる）。さらに親切によって脳内の天然モルヒネやヘロインともよべる「エンドルフィン」が作られる。**親切は完全に合法な物質と完璧にハイな状況を作り出せるのだ。**

ほかにも親切のメリットは多くあるので、本書でおいおい紹介していこう。アラン・ラックスは先ほど挙げた研究に個人的な見解を加え、他人を助ける人は風邪やインフルエンザにかかりにくいと述べている。偏頭痛も少なく、よく眠れて、食べすぎもしない。皮膚の結核である狼瘡《ろうそう》患者のうち、他人を助けた人は痛みが少なかった。ぜんそく患者は症状がいくらか改善した。外科手術を受けた患者には術後の回復が早くなった人もいた。

人間の体は親切と密接に結びついている。だから親切は人の健康によく、気分をよくするのだ。そのしくみと理由はあとの章で説明していこう。ここではもう少し、親切で幸せな気分になる話を続けよう。

医学界に革命を生む⁉「親切の処方」

マーガレットの経験からわかるように、親切によってうつ病が軽減する場合がある。うつの治療法として現代の医師にもっとも選ばれているのは薬物療法だが、以前からそうだったわけではない。親切な行動も、うつやその他精神疾患の一つの療法としてもっと前から採用されてきたのだ。

「道徳療法」は一七九六年にクエーカー教徒のウィリアム・テュークがイギリスのヨーク市近郊にヨーク療養所を開設したときからはじまった。療養所では三十人のうつ病患者が小さなコミュニティの一員として暮らした。患者たちは薬物療法や従来の治療技法をまったく受けず、精神力を強めるような働きかけが行われた。回復の鍵となったのが、療養所内での他人への奉仕だった。

道徳療法は大きな成功を収め、アメリカにも広がり、一八二〇年代と三〇年代には広く普及するようになった。精神科医は奉仕の力を確信し、この療法が「脳内物質の有機的な変化」をもたらしたと主張した。(注9)

このことは今ではほとんど忘れ去られ、現代の医学の本流からは無視されている。私は、これをよみがえらせれば社会はもっとよくなるのではないかと思っている。薬物療法やその他の療法をないがしろにしろといっているのではない。医学生や医師が、親切な行為には心と精神を癒す力があることを学び、うつ病に苦しむ人々が親切によって症状を少しでも軽減できると知ることができれば、**「親切の処方」**を最善策か、少なくともほかの治療法とあわせて実践できる方法として役立てることができると信じているのだ。

幸い、この知識に再び注目する研究が最近になって登場し、その動きは政府レベルにまで達している。二〇〇八年には、英国政府科学局から政策形成のためのフォーサイト（技術予測）プロジェクトの一環として「心の資本と心の健康」についての報告書が発表された。そこには「心の健康のための五つの方法」の一つとして、次のような行動がすすめられている。

「人に与えることをしよう……友人、知らない人のために何かいいことをしよう。人に感謝しよう。笑顔になろう。ボランティア活動に時間を割こう。地域のグループに参加しよう。

　自分の内側を見るだけでなく、外の世界に目を向けよう。自分自身と自分の幸福がより広いコミュニティとつながっていると考えれば、信じられないくらい得るものがあり、まわりの人とのつながりを生む可能性がある」（注10）

言いかえれば、「親切に」ということだ。

親切は、高齢者に人生の目的を与える

親切は高齢者を元気にする。テキサス大学の研究チームは、二十五歳以上の成人三千六百十七人の心の健康とボランティア習慣について調査した。その結果、ボランティア活動を行っている人は、そうでない人よりもうつの症状が少ないことがわかった。もっと重要なのは、抗うつ効果が強くあらわれたのは六十五歳以上の人だったということだ。(注11)

ウィスコンシン大学では、一九九五年の「アメリカにおける中年期研究」という全米調査のデータを使い、六十五歳から七十四歳までの三百七十三人のボランティア習慣と健康について検証した。ここでもボランティア活動をしている人は、していない人よりもうつの症状が少なく、プラスの感情を多く感じていることがわかった。(注12)

さらに、高齢者を対象としたほかの研究では、利他主義（自分のことは考えず他人の幸福を考えること）と幸福感とのあいだに相関関係があることがわかった。たとえば「私は自分の気持ちよりも他人の気持ちを優先させます」といった文に対する三百六十六人の高齢者の反応を調べたところ、利他的な人ほど幸福感が強く、うつの症状が少ないことがわかった。(注13)

利他的で、自分より他人の気持ちを優先させるということは、もちろん自分をないがしろにするということではない。また「私よりこの人たちのほうが大事だ」と考えることでもない。利他主義が根ざしているのは、自分は心配ない、大丈夫だという自覚だ。自分は他人より価値がないという思いこみではない。前者は自尊心を育てるが、後者は自尊心をむしばむ。これは知っておかなければならない。

年を重ねると、利他主義が幸福感につながることを経験が教えてくれる。人を助けると気分がよくなり、正しいことをしている気になるという経験を何度もするから、ますます人を助けようと思うようになるのだ。**人を助けることが生きる意味を与えてくれると思う人は多い。人生の目的意識を与えてくれるのだ。**

事実、親切が高齢者に生きる意欲を与えることがわかってきている。六十五歳以上のボランティア活動をしている人と、同年齢でボランティアをしていない退職者を比べた研究では、ボランティアをしている人たちのほうがずっと人生に満足していることがわかった。うつや不安、身体化（精神状態が身体的症状となってあらわれること）の症状も少なく、生きる意欲が強かったのだ。(注14)

こうした研究結果が重要なのは、退職した人のなかに自分はもう役立たずだと感じる人がいるためだ。こういう人たちは仕事の同僚や友人とのつながりを失っていることが多い。この研究結果は、こうした高齢者が他人を助け、社会ともう一度つながろうとするきっかけになるかもしれない。

「安全地帯」の外に踏み出してみよう

私はもう何年も親切について書いたり、話をしたりしている。**折にふれて私が提案するのは、親切をするなら、安全地帯から外に踏み出してみてはどうかということだ。**これをやってみると、大きな見返りが得られることが多い。私にも経験があるのだ。

数年前、私は小学校の恩師のフックス先生が、まだ母校で教鞭《きょうべん》をとっていることを知った。その学校には当時、姪《めい》のエリーが通っていた。そこである日、私は母と一緒に姪を迎えに行き、母は先生と会う手はずを整えてくれた。

私はとても緊張していた。十一歳の子どもにもどったようだった。先生は私のことを覚えているだろうか。まず覚えていないだろう。先生に教わって以来、三十年以上経っているのだ。

だがフックス先生は、校長から私の名前を聞くと、私が算数が得意だったことを思い出してくれた。

そこで私は勇気をかきあつめ、言いたかったことを伝えた。先生にとてもお世話になったこと、算数と科学への愛情を育んでもらったこと、私に自分のペースで算数を勉強させてくれたことに感謝したのだ。当時の私はちょっとしたオタクだった——算数の教科書を家に持ち帰り、授業でやらない例題や問題を解いていたのだ。そういうことを自由にやらせてくれたことに感謝していると先生に伝えたのだった。

さらに、大学での勉強や研究者としての仕事について話をした。「先生に教わって本当によかったと思います。先生のおかげで、大学で学ぶ分野を決め、最終的な人生の方向性も決めることができました」と言って、最新刊にサインをしてプレゼントした。

そのときは、先生がどう感じていたのかはわからなかった。たぶんあっけにとられていたのだろう。やや当惑して、どう答えていいのかわからないようだった。先生はクラスの子どもたちに私を卒業生として紹介してくれた。そのあとは先生がもうすぐ退職されることについておしゃべりした。

一か月ほど経ち、先生は家族とカナダで休暇を過ごしてから私に電子メールを送ってくれた。先生はある晩の夕食時に、私の学校訪問の話を家族にしたそうだ。メールには、自分がとてもえらくなったような気がして、家族もみんな喜んでくれたこと、それから自分が教え子の人生にそれほどいい影響を与えていたことを知って大きく感銘を受けたことが記されていた。

この個人的なエピソードを披露したのは、自慢したいからではなく、親切は相手にとって大きな意義を持つことがあると強調したいからだ。

フックス先生に会いに行ったのは、自分が慣れ親しんでいる安全地帯の外に出ることだったが、その価値は十分にあった。親切な行為をしたおかげで、先生の気分をよくしただけでなく、自分もそれから数日間気分が高揚していたのだ。私はそのために訪問したのではない。フックス先生にとっていい日になればいいと思ってのことだ。だが、私自身も同じようにいい思いをしたのだった。

さて、あなたはどうだろうか。どうすれば安全地帯を出て親切になれるだろうか。

「瞑想」をするだけで、脳内に劇的な変化が起きる

親切について瞑想《めいそう》できることをご存じだろうか。**「慈悲の瞑想」**は、親切と思いやりの感覚をつちかうのに役立つ。仏教徒のあいだで何世紀も前から実践されてきた手法だが、最近になって西洋で注目され、その健康効果ゆえに研究対象となっている。

いくつかの研究で、慈悲の瞑想によって、脳内で積極性と思いやりをつかさどるとされる、左前頭前皮質（目の上の部分）と、共感をつかさどるとされる島皮質という領域で、実際に物理的な変化が生じることが報告されている。

つまり、親切によって単に気分がよくなるだけではなく、脳内で物理的な変化が起きるということなのだ。それは人に親切にしたり、思いやりを持ったり、親切や思いやりから生まれるあたたかな高揚感に包まれたり、それにふさわしい行動をとったりした結果として生じるということだ。

こんな話がある。ある研究者たちが、チベットの仏教寺院で瞑想をしている修行僧たちの脳波を調査しに行った。ところが、計測機器を僧の脳につなげても、きちんとした数値が読みとれない。文字盤の針が動かなくなったようだった。移動中に機器が壊れたと思われたので、アメリカの大学に連絡をとり、新しい部品をチベットに送ってもらうことになった。

ところが、新品の機器でも同じ現象が起きた。研究者の一人が自分の脳につないでみてはじめて、故障していないことがわかった。僧に機器をつないだときだけ、おかしくなっていた。僧の脳波の出力が高すぎて、針は「最高値」で動かなくなっていたのだ。正確な測定のためには、機器の再調整をしなければならなかった。

僧の脳から高い測定値が得られた原因は、慈悲の修行の結果、脳内のさまざまな部位に密度の高いネットワークができているためだと考えられた(注15)。

また、僧たちはとても幸せそうでよく笑っていたことも注目される。

西洋では今、慈悲の瞑想の持つ幸福と喜びを引き起こす性質について幅広い実験が行われている。たとえばノースカロライナ大学チャペルヒル校のバーバラ・フレドリクソン心理学教授のもとで、百三十九人が七週間にわたり毎日、瞑想を実践した。

結果は驚くべきものだった。実験の参加者が一日にプラスの感情を経験する回数が増えたのだ。その感情とは、愛、喜び、感謝、満足、希望、誇り、関心、楽しさ、畏敬の念などだ。参加者は以前よりも気分が前向きになり、目的意識が高まり、自分の人生を自分でコントロールする力が強まったと感じた。人間関係の質が向上し、より健康になったと感じ、人生の満足度が高まったのだ。

もう一つのメリットとして挙げられたのは、前向きな気持ちがさらに前向きな気持ちをよんだという点だ。一週間、瞑想を行ったあとに増えたプラスの感情は、瞑想を続けることでさらに増えていったのだ。プラスの感情の増加量は、二週目には瞑想時間一時間ごとに〇・〇六単位だったが、七週目には、一時間の瞑想ごとに〇・一七単位増加した。これは脳内で物理的な変化が起きたことを示している。(注16)

親切と思いやりについて瞑想することで、親切と思いやりを実践しやすくなり、実践によってより多くのメリットを得やすくなる。重要なのは、そのメリットが生まれた一因は、親切と思いやりで生じた気持ちが脳内の物理的な変化をもたらしたことにもあるということだ。

思いやりの気持ちで、幸福感が生まれる

「貧しい人をあわれむ者は幸いである」

——旧約聖書　箴言　十四章二十一節

思いやりとは、人の苦しみに入りこみ、共に分かちあい、その苦しみがやわらぐことを願うことだ。まず思いやりがあり、そのあとに親切が生まれる。

共感が思いやりに発展し、さらに親切へとつながっていくプロセスを、種が育ち、花が開くようすにたとえて考えたい。

①**「共感」**は、「私はあなたの気持ちを一緒に感じています」ということだ。相手の痛みを感じとり、共に分かちあうことだ。共感という種が育つと思いやりという茎になる。

②**「思いやり」**（慈悲、情け）は、共感よりも大きな感情だ。共感もふくまれるが、相手が苦しみから解放されてほしいという意識的な願いが加わっている。「あなたの痛みを私も感じています。私はあなたと共にいるけれど、あなたが苦しみから解放されてほしいと願っています」という気持ちだ。そこには助けたいという思いまで加わっている。

③そこから茎が伸び、**「親切」**という花が大きく開く。思いやりから育っていく、真心のこもったアプローチだ。

イギリス、ヨーク大学で思いやりに関するある研究が行われた。七百十九人が、思いやりのある行動を一週間行うグループと、そうでないグループに分けられた。思いやりグループの人は、苦しんでいると思う相手に対し、思いやりのある行動をとった。たとえば、ホームレスの人に話しかけるという行為だ。

それから六か月間、思いやりのある行動を実践した人たちは幸福感が高まり、自尊心も高まった。思いやりのある行動という親切によって、幸福感が生まれたのだ。(注17)

この結果と一致するのがダライ・ラマのこんな言葉だ。「ほかの人に幸せになってほしいなら、思いやりを実践しなさい。自分が幸せになりたいなら、思いやりを実践しなさい」

他人を助けることに意識を集中させるとうつの症状が軽くなるように、**他人の苦しみに思いやりを持つことで、自分自身の苦しみから抜け出すことができる。**不安やストレスの原因となる問題に意識が向かわずにすむ。人間の根底にある本質に添うことができる。私たちの持つ、人間の崇高な部分をかいま見ることができるのだ。それは、友人や愛する人が幸せになってほしいと純粋に願う部分であり、そのこと自体で幸せを感じる部分なのだ。

感謝をすると幸せに、不満を口にすると不幸になる⁉

【感謝】ありがたいと感じること。親切を認め、お返しをしようとする気持ち。自分は恵まれていると思うこと。

エリザベスと私は七年間、賃貸の住まいに住んでいたが、昨年ついに、はじめてのマイホームを購入した。

私たちは二人ともまったく経験がなかったので、古くて小さな家を買ったときに何を背負いこんだのかはよくわかっていなかった。正直なところ、ペンキを塗り直してキッチンを新しくすればいいぐらいに思っていた。ところが、電気設備を一新しなければいけないことがわかった（古かったので配線からやり直した）。ボイラーも、配管も（古すぎたので）、すべて交換することになった。ある部屋は壁や梁《はり》、床材の一部まで新しくする必要があった。家全体が、ペンキを塗る前にまず漆喰《しっくい》を塗り直す必要があり、鎧戸《よろいど》と階段は修理し、窓の下枠を新しく設置し、ドアも床板も新しくしなければならなかった。ほかにもしなければならないことがいろいろあった。それと、新しいキッチンだ。これだけは正解だった。

友人のケニーは元大工で、私に道具をくれて、キッチンの天板を切り、床に接する幅木の切りかたと設置のしかたを教えてくれた。電気と配管、漆喰はプロにまかせたが、残りは家族の助けを借りながら自分たちで仕上げた。それまで私ができたことといえば、電球を替え、コンセントプラグを修理することくらいだ（しかも上手にできない）。その私が壁を作り、フルタイムで六か月かかったリフォームのあいだ、思いつくことはほぼ何でもやったのだ。作業のやりかたがわかると、父はほぼ毎日一緒に働いてくれた。おじのジョンは、引退前は塗装業と内装業をやっていたので、塗装を手伝い、妻に内装に必要なことを教えてくれた。おじは何でも修繕できると私に信じさせてくれた！　母と姉、妹もできるかぎり協力してくれた。

エリザベスの両親は、この間、宿なしになった私たちに住まいと食事を提供してくれた。

義母はいつもほこりだらけになる私たちの服の洗濯もしてくれた。

私は家族と、プロとして手を貸してくれた家族ぐるみのつきあいのある友人たちとその家族がしてくれたことに、いくら感謝してもし尽くせない思いでいる。あの数か月間のことを思い出し、かかわってくれた一人ひとりの親切を思うたびに、みんながしてくれたあらゆることに対して感謝の気持ちに包まれ、あたたかい気持ちと幸福感が湧き上がってくる。同時に、何とかしてみんなを助けたい――どうにかしてお返しをしたい、という気持ちに駆《か》られるのだ。

感謝とはそういうものだ。いい気分になると同時に、何かをしてお返しがしたいという欲求が生じる。

何かに感謝しようとすればするほど、感謝すべきことがますます見つかることに私は気づいた。**感謝を続けると、もっと感謝しやすくなる。そして私たちは、まちがいなく幸せを感じるのだ。**

これは私が勝手にいっていることではない。二〇〇三年にカリフォルニア大学デービス校とマイアミ大学の心理学者が、百九十二人を対象に、十週間行った実験の結果でもあるのだ。

参加者は一週間に一度、その週で感謝したいことを五つ記録する感謝グループと、不満を五つ記録する不満グループ、一般的なできごとを五つ記録する対照グループに分けられた。この研究は「恵み対重荷」の研究とよばれている。

感謝グループの報告の例には、「私に決意を与えてくださった神に感謝」「すばらしい両親に」「友人のやさしさに感謝」「今朝起こしてくれてありがとう」などのほか、「ローリング・ストーンズ万歳」というのもあった。

不満グループの報告には「お金がどんどん減っていく」「迷惑なドライバー」「キッチンが汚れているのに誰も片づけない」「友だちに親切にしたのに感謝されない」などがあった。

十週間後、感謝グループの人たちは不満グループよりも幸せを感じていた。対照グループと比較すると、感謝によって人はより幸せを感じ、不満ばかり口にしていると人は不愉快になっていた。(注18)

同じ研究の一環として、百五十七人の参加者が二週間、毎日一回、感謝を実践した。ここでも感謝グループのほうが不満グループよりもずっと幸福度が高かった。

この研究には、全体的な幸福感を測る基準が別にいくつか設けられていた。一つは参加者が抱くプラスの感情の量だ。感謝グループは不満グループよりも日々の生活でプラスの感情をずっと多く感じていた。一般に、感謝グループは不満グループよりも、楽しく、気分がわくわくし、エネルギーにあふれ、熱心で、決意が固く、強く、関心が高く、注意深かった。

さらに参加者の友人や家族の証言によれば、感謝を実践した人たちはより思いやり深くなり、親切になったという。

つまり、**感謝は幸福感を高めるのにとても有効だ**ということだ。

まずは、小さなことに目を向ける

「つらいときにはどうすればいいのですか?」と尋ねる人は多い。「そういうときは感謝しにくいじゃないですか」

まったくそのとおりだ。つらいときには、とにかくこの場を乗りきろうとすることしかできなくなりがちだ。

感謝の心は、困難なときもおろそかにしない。困難なときがないふりもしない。日ごろから感謝の習慣をつけるだけで、心が鍛えられるのだ。毎日の暮らしの風景をじっくり見つめ、闇よりも光の側を見ることができるようになる。そして心が光の側に落ち着くと、気分もよくなっていくのだ。

テキサス州ウェイコにあるベイラー大学の心理学者、ジョー＝アン・ツァンが行った、アルツハイマー患者を身内に持つ人々に対する調査を参考にしよう。対象者の半数は、「感謝日記」に毎日ありがたいと思ったことを記録し、残りはつらかったことを毎日記録した。調査後、感謝日記をつけていた人たちのほうが全体的な幸福感を報告する度合いが高く、ストレスやうつの報告は少なかった。（注19）

研究でわかったのは、感謝グループのなかに、患者から名前でよばれたというようなちょっとしたことで、達成感を抱いた人がいたことだ。感謝の姿勢がなければ、そうした小さなことに意味を見出すことはなかったかもしれない。

プレッシャーで何もできず、ストレスや不安で頭がいっぱいになると、ささいなことには気づかなくなってしまうものだ。小さなことに注意を払えば、小さな幸せの種をまくことができるのだ。

私が一生忘れられない「親切の力」

ここまでで、親切にすれば幸せを感じられることがおわかりいただけたと思う。もちろん、親切にした相手も幸せを感じている。親切はまさに人生を変えることもあるのだ。

人に対して親切や思いやりの行為を示しても、その人にどの程度影響を与えたのかはわからないことが多いが、ときには、一生消えない記憶を残すこともある。

昔、私がバーで働いていたとき、ジャックという常連客がいた。七十代の後半かと思われる温厚そうな人物で、毎日、昼時に来店し、ベルズウィスキーを注文していた。ある日、彼はこういう話をしてくれた。

「第二次世界大戦中のあるとき、部隊からはぐれてしまってね。私がいたのは小さな町で、建物はあらかた爆撃でやられていた。ドイツ兵が数名やってきて、あちこちの建物を捜索しはじめると、生きた心地がしなかったよ。見つかったら、殺されるんだからね。

私は必死になって気配を消そうとした。敵に聞こえてはまずいからと、息をするのもはばかられた。

兵士たちが私のいる建物まで来たときには、こわくて震えていた。生まれてこのかた、あれほどこわい思いをしたことはないよ。足音がすぐそこまで近づいてきた。私は銃をつかんだが、頭はまともに働いていなかった。

次の瞬間、兵士に見つかった。そいつは銃を構えて私をじっと見つめていた。私は銃を構えられなかった――おびえきっていたんだ。

私はがまんできず、漏らしてしまった。敵の見ている前でだ。

彼はしばらく私を見つめていたが、そのあとまったく予想外の行動に出た。わずかに目を細め、いたわるような笑みを浮かべると、やさしくうなずき、その場を去っていったんだ。ほかの兵士には、ここは異常なし、と告げていた。

このときのことを忘れたことはない。戦争で思い出すことといえば、このことだ」

私もこの話は忘れられない。戦争の憎しみを乗りこえ、敵の命を助けるのはまさに思いやりだ。

思いやりや親切をする機会が訪れると、私たちは批判したり憎んだりして当然だと思っていた理由を忘れてしまうことがある。心の奥から何かが湧き上がり、人がさしせまって必要としていることを何よりも大事なことだと考え、自分の苦しみなど忘れてしまうことさえある。

ナチスの強制収容所で生き延びたオーストリアの精神科医、ヴィクトール・フランクルは著書の『夜と霧』でこう書いている。

「強制収容所にいたことのある者なら、点呼場や居住棟のあいだで、通りすがりに思いやりのある言葉をかけ、なけなしのパンを譲っていた人びとについて、いくらでも語れるのではないだろうか。そんな人は、たとえほんのひと握りだったにせよ、人は強制収容所に人間をぶちこんですべてを奪うことができるが、たったひとつ、あたえられた環境でいかにふるまうかという、人間としての最後の自由だけは奪えない、実際にそのような例はあったということを証明するには充分だ」

——『夜と霧 新版』(みすず書房)より

親切な行為は、大きなことでも、見かけはささいなことでも、その力をけっしてあなどってはいけないのだ。

誰だって「日常のヒーロー」になれる

私たちの日常には小さな親切がちりばめられている——自分からするささいな親切もあれば、人からしてもらう小さな親切もある。気づかないで過ごしてしまうかもしれない。自分には小さなことだと思えるかもしれない。だが、どれも重みがあるのだ。どんな親切も変化をもたらす。たとえ私たちにはその変化がはっきりとわからなくても。

親切な人間になるのに、生きかたを変える必要はない。**小さな親切を積み重ねることが大事なのだ。それこそ、私たちがふだん行っていることだからだ。**

その点から見れば、誰でも日常のヒーローなのだ。私の母はその一人だ。私がこの世に生を享《う》けて以来、母はいつでも親切だったが、母はたぶんそれに気づいていないだろう。私は一度母に「最後に親切をしたのはいつ？」と聞いてみたのだが、母は思い出せなかった。私にお茶とサンドイッチを出してくれたばかりだったというのに！　日常のヒーローというのは、そういうもの、そういう性格なのだ。その人にとって親切はごく自然なことなので、自分が親切だと気づきもしないのだ。

お茶をいれたり、子どもの世話をしたり、車で送ったり、そのほかにも家族や友人同士で毎日たがいにしていることには、どれも意味がある。人間関係をつなぐ接着剤になるのだ。そういう親切は私たちの生活を織りなす糸の役目を果たしている。

■この章のまとめ■

◉親切は人を笑顔にするが、同時に親切をした人をも笑顔にする。親切はみんなを幸せにする。

◉子どもは親切をすると幸せを感じる。大人も親切をすると幸せを感じる。人を助けるボランティアをしているお年寄りも幸福感が強くなり、目的意識が高まり、生きる意欲までもが高まる。

◉親切はうつの症状の軽減に役立つ。自尊心を高め、社会不安障害をやわらげる。

◉親切は脳内で物理的な変化を起こす。一部の抗うつ剤の作用と同じように、セロトニンを生成する。親切をいつも実践していると、脳のネットワーク構造が変化し、親切な性質と親切から生じる幸福感を組みこんだ回路が作られていく。

◉思いやりと感謝も、広い意味での親切であり、幸福感を高める。

第二の
副作用

親切は、心臓と血管を強くする

どこへ行っても、真心を尽くしなさい。

——孔子

なぜ、親切にすると心があたたかくなるのか？

「胸のあたりがほのぼのとあたたかくなる」

これは、親切と結びついた体の感覚としてよく挙げられることだ。たぶん、あなたも親切な行為に感動したとき、感じた覚えがあると思う。

これはいったい何だろうと不思議に思ったことはないだろうか？

親切が心臓に影響を及ぼしたのだ。

親切によって感じること――あたたかさ、高揚感、刺激、精神的なつながり――は体に影響をもたらす。恥ずかしくなると顔が赤くなり、興奮すると心拍数が上がるように、親切によって心で感じることは、脳と体、とくに心臓に影響するのだ。

親切で、愛のホルモン「オキシトシン」が分泌される！

親切によってオキシトシンとよばれるホルモンが作られるが、このオキシトシンは心臓と動脈にさまざまなプラスの効果をもたらす。

オキシトシンは出産にかかわる役割がよく知られている。分娩《ぶんべん》時に子宮の収縮をうながすため、多くの国々で陣痛促進剤としてまず選択すべき薬とされている。発見は一九〇六年。発見者であるイギリスの薬理学者で生理学者、サー・ヘンリー・デールにより、「時間のかからない出産」を意味するギリシャ語から命名された。(注1)

授乳に果たす役割もよく知られている。母乳を「外に出す」調整をしているのだ。授乳を促進する目的でオキシトシンを投与される母親も多い［訳注：日本国内ではこの薬の使用は認められていない］。

オキシトシンは母と子が絆《きずな》を結ぶうえでも大きな役割を果たしている。そればかりか、父と子、きょうだいや友人同士、大人同士、動物同士、人間と動物の絆も深める。そのため、オキシトシンは**「絆のホルモン」**ともよばれている。人や動物の関係、コミュニティを一つにする接着剤の役割を果たしている。(注2)

オキシトシンは信頼も生む。オキシトシンが豊富に分泌されていると、人への信頼感が増すのだ。オキシトシンの増加で人をもっと好きになることもある。オキシトシンは、脳内で恐れや不安を生む扁桃体《へんとうたい》の活動を抑えるのだ。社会不安障害がやわらぐこともわかっている。私たちがおたがいの感情を理解しやすくなるという働きもある。(注3)

オキシトシンは**「愛のホルモン」**として有名だ。なぜなら、私たちが愛情を感じるとき、あたたかい気持ちをやりとりするとき、そしてセックスをするときなどに分泌されるからだ。

オキシトシンの重要性は、世界保健機関が基本的なヘルスケアに必須だと定めた「WH

○必須医薬品モデルリスト」にふくまれていることからもわかる。

これまでオキシトシンは脳内で生成されてから、血流に分泌されると考えられてきた。それにまちがいはないが、最近の研究では、心臓でもオキシトシンが作られると考えられている。(注4) たしかにオキシトシンは、心臓と循環器系全体に多くの重要な役割を果たしている。

それがよくあらわれているのが、**「ロゼト効果」**という現象だ。

心臓病を防いでいたのは、「絆」だった

アメリカ、ペンシルバニア州のロゼトという町で、ほぼ五十年にわたり住民に対する調査・研究が行われた。一九六〇年代の調査では、四十五歳未満で心臓病で死亡した住民が一人もいないことがわかった。

これは驚くべき事実だった。何しろアメリカは心臓病患者の割合が世界で一番高いからだ。ロゼトでは、六十五歳以上の住民の心臓病による死亡率もアメリカ国内の水準からするとかなり低かった。四十五歳未満の住民がはじめて心臓発作で死亡したのは、一九七一年になってからだった。

世界中の研究者がロゼトで水質検査や食事の調査、さらには大気検査まで行ったが、何年かかっても、住民が心臓病で死亡しない理由を合理的に説明できずにいた。

その謎がようやく解明されるときが来た。住民自身に関する調査もふくめた、長期間の広範囲にわたる研究ののち、心臓病を防いでいたのは住民同士を固く結ぶ絆だったことがわかったのだ。

住民同士が親しいコミュニティには、助けあいという特徴がある。心理学では「向社会的行動」とよばれる、他人の利益のためにする行動だ。たとえば、分かちあうこと、協力すること、助けること、与えること――つまりは親切のことだ。そういう状況では、当然オキシトシンがたっぷりと分泌される。

オキシトシンがあふれれば、心臓が守られる——「心臓保護作用」が働く。

親切の「ドミノ効果」で、心臓保護作用が働く

【心臓保護作用】 心臓を守る作用、とくに心臓病を予防する作用。

心臓を守る効果のあるものは、たくさん存在する。常識として思いつくのは運動だ。食事も大切だ。たとえば生のトマト、生野菜、魚、オリーブオイルを中心とした地中海式ダイエットには心臓保護効果がある。

オキシトシンは心臓保護作用のあるホルモンだが、オキシトシンが作られるきっかけとなる感情や行動にも、心臓保護効果があるといえる。つまり、親切も、愛も、人との絆や動物との絆もオキシトシンを生み出すから、どれも心臓を守る働きがあるといえるのだ。

ロゼトの住民を心臓病から守っていたのは、この心臓保護作用だった。

では、オキシトシンはどのように働くのだろうか。

オキシトシンは、動脈の内壁にある細胞をやわらかくする。すると血管は広がり、拡張する。これで次の三つのことが起きる。

①動脈にもっと血液が流れるようになる。
②心臓をはじめとする臓器にもっと血液が届くようになる。
③血圧が下がる。

血圧が下がると、最終的には心臓発作を予防できるのだ。

親切で心臓発作が予防できるなら、すばらしいことだ。そのしくみをまとめてみると、次のようになる。たとえていえば、動脈の壁には、オキシトシンの形に合わせたオキシトシン用の駐車スペースが並んでいる。これを「オキシトシン受容体」という。

オキシトシンが「駐車」すると、動脈壁の細胞は一酸化窒素（ＮＯ）を作り出す（注5）（歯科の笑気麻酔で使われる一酸化二窒素・N_2O＝亜酸化窒素ではない）。同時に、心臓では心房性ナトリウム利尿ペプチド（ＡＮＰ）が作られ、血液中に送られる。

ＮＯとＡＮＰは強力な血管拡張剤なので、動脈に入ると動脈は拡張する。これが親切による心臓保護作用だ（注6）。

まとめると、**親切がオキシトシンを生み、オキシトシンはNOとANPを生み、NOとANPは動脈を拡張し、血圧を下げる。いわば、「ドミノ効果」が体内で起きることになるのだ。**

親切以外でも、あたたかい気持ちのやりとり、思いやり、愛、愛情、分かちあい、セックス、ハグ、人や動物との絆など、オキシトシンを生む感情や行動なら、同じような効果を得られる。

これでロゼトの住民に心臓病が見られなかった理由がおわかりいただけたと思う。

親切は、動脈にとってのバイアグラ

親切は、動脈に効くバイアグラだ。たとえではない。バイアグラもNOの活動を刺激する作用をうまく使っている。その作用でペニスに血液を送る動脈を拡張し、血流を増やすのだ。(注7)

NOは人体でもっとも重要な物質の一つといえる。心臓や循環器系全体にとって、はかりしれないくらい重要だ。一九九八年にNOの研究でノーベル生理学・医学賞を受賞したルイス・イグナロ博士は**「奇跡の分子」**とよんでいる。(注8)

NOは心臓と血管の病気を予防し、病状を改善することまでできる。動脈では、血圧を

標準値まで下げ、心臓や筋肉、その他臓器への血流を改善するためにNOが作られている。（注9）

また、NOはいわゆる悪玉（LDL）コレステロールと善玉（HDL）コレステロールとのバランスを保つ。これで、心臓病や脳卒中につながる動脈内でのプラークの蓄積を防ぐことができるのだ。

NOが減ると、動脈の老化が進み、筋肉や臓器、皮膚へ届く血流が減ってしまう。つまりNOが減ると、体内で老化が早く進むのだ。

親切が動脈にとってのバイアグラだというのは、そういうわけだ。**親切は動脈を元気にし、若く、健康に保ってくれる。**

誰でもオキシトシンを増やせる六つの方法

ここまでで、動脈にオキシトシンがあふれていれば、心臓も喜ぶことがわかった。だが、そもそもオキシトシンはどうやって作られるのだろうか？

まず、人間は生まれながらにして大量のオキシトシンを体内に持っている。生きるためには不可欠な物質なのだ。ただ、その量はいくぶん上下する。それを左右するのが私たちのありかた、つまり親切かどうかなのだ。

誰でもオキシトシンを増やせる六つの方法を紹介しよう。

オキシトシンを増やす方法❶

「高揚」を感じる

「高揚」とは社会心理学者のジョナサン・ハイトがもちいた用語で、私たちが親切などの道徳的に美しい行為を目にしたときに感じるあたたかい気持ちのことだ。**高揚を感じると、オキシトシンの栓が開き、分泌がはじまる。**

「高揚を感じたり、感動したりするのはどういうときですか？」と人に尋ねると、返ってくる答えはだいたい次のようになる。

「楽しそうな犬の動画や、大変なときに人が助けあっている映像を見ると感動します。そんなときはいつも心があたたかくなって、ときには胸に熱いものがこみ上げてくることがあります」

「夫がすごく忙しいときでも、寝ている私のためにわざわざ朝食を運んでくれるとき」

「ある人がホームレスの人に食べ物を買い、隣にすわってしばらく話をしていく映像を見て」(注10)

ユーチューブやフェイスブック、その他さまざまなＳＮＳやメディアなどで感動する動画を見ただけでも、オキシトシンは作られる。研究者はこうした映像を使って、一定の状況での高揚のレベルを測定している。

たとえばジョナサン・ハイトの研究では、授乳中の女性を二つのグループに分け、片方のグループには、いろいろな親切の場面があり感動するビデオを見せ（一定の条件下で高揚を誘発するため）、もう片方には、やはり気分が盛り上がる、楽しいコメディ映像を見せた（対照グループとして）。

その後、女性たちを観察すると、道徳的で感動するビデオを見て高揚を経験した女性は、子どもに授乳したり、抱きしめたりする割合が高いことがわかった。(注11) 授乳したいという欲求を生むのは、ほとんどの場合オキシトシンだ。オキシトシンは前に述べたように、母乳を「出す」調整をしているからだ。

オキシトシンを増やす方法❷

人をなぐさめる

誰かをなぐさめるとき、なぐさめた人にも、なぐさめられた人にもオキシトシンが作られる。 ある簡単な研究では、母親が子どもをやさしくなぐさめると、子どもの体内でもオ

キシトシンが作られることがわかった。(注12)

これから授乳することを考えるだけで、その女性の体内ではかなりの量のオキシトシンが作られることもわかっている。(注13)

オキシトシンを増やす方法❸

あたたかい気持ちのやりとりをする

どんな形であれ、あたたかい気持ちをやりとりするとオキシトシンが作られる。あなたが親切を目撃したり、経験したりしたとき、その目撃者であっても、与える側でも、受けとる側でも、自分がどのように感じるかを想像してほしい。目撃している相手や親切を与えた相手、与えられた相手とのあたたかい絆を感じているはずだ。こうした高揚、感動、愛情、ぬくもり、絆を感じることが、オキシトシンの栓を開く。誰かと食べ物を分けあうだけでもオキシトシンは分泌される。

オキシトシンを増やす方法❹

友人や愛する人を支える

オキシトシンは、困っている友人や愛する人を助けようとするときにも作られる。ノースカロライナ大学チャペルヒル校の研究では、パートナーからの支えがあると血中のオキシトシンのレベルが上がることがわかっている。（注14）

この研究では、一緒に暮らす三十八組のカップルに、おたがいがどの程度支えあっているかを報告してもらった。具体的には、あたたかい気持ちのやりとりがどの程度あるかということだ。対象者それぞれの血中オキシトシン濃度と、報告された支えあいの程度を照合したところ、オキシトシン量が最大だったのは、あたたかいやりとりを一番多く報告した人たちだった。

そして予想どおり、あたたかいやりとりが多かった人は、そのやりとりの十分後の血圧が下がっていた。

また、相手を助ければ助けるほど、得るものは多くなる。研究チームは、前向きなやりとりが頻繁にあると、プラスの効果が長期的に積み重なっていくことを指摘している。時間とともに血圧の下がった状態が続くようになるのだ。

オキシトシンを増やす方法⑤

心で思う

実際に親切にしたり、愛情を示したりしなくても、オキシトシンを分泌することはできる。ストレスの多い場にいなくても、ストレスホルモンが分泌されるのと同じことだ。

愛する人のことや、親切や人とつながった経験、あたたかいやりとりの思い出をただ愛《いと》おしく思うだけで、オキシトシンは作られる。(注15)その思いがオキシトシンを作るのだ。生まれたばかりの赤ちゃんのことを思うだけで、母親のオキシトシンは作られる。

オキシトシンを増やす方法❻

ハグをする

ハグをしてもオキシトシンが作られるが、これについては、あとからくわしく述べたいと思う。

このように、**親切を目にしたとき、親切なことを考えたとき、親切を思い出したとき、親切な行動をしたとき、あなたは自分のオキシトシンの栓を開けているのだ。**オキシトシンは親切の分子だということだ。

態度を硬化させると、動脈も硬化する！

「上にあるように、下があり、内にあるように、外があり、宇宙のように、魂がある」とは、伝説の賢者、ヘルメス・トリスメギストスが記したとされる言葉だ。この考えかたは

第二の副作用

親切は、心臓と血管を強くする

現代科学にも当てはまる。外に見えるふるまい（親切かどうか）が体内の健康に影響することを説明してみよう。

人に敵意を向けるということは、人に対する悪意と軽蔑が態度としてあらわれているのだと考えられる。心が硬化しているともいえる。敵意は怒りと一緒に外にあらわれることが多い。親切とはかけ離れた状態だ――人とのコミュニケーションの方法としては正反対の位置にあるといっていい。

親切には心臓と血管を保護する作用があるが、敵意は心臓と血管の病気の大きなリスク因子になる。悪い食習慣よりも危険性が高いかもしれない。

ユタ大学では、百五十組の夫婦に結婚生活について議論してもらい、そのようすをビデオで撮影した。目的は、それぞれの夫婦関係のタイプを分類し、そこから夫婦関係の長期的なパターンを判定することだった。

ビデオを見た研究者は、夫婦がおたがいに対してどうふるまっているかによって、敵意を見せあう、親切やあたたかさを示しあう、など夫婦の会話を分類した。

その結果、敵意のあるやりとりをしている夫婦では、とくに妻が「冠動脈石灰化」に陥っている割合が高いことがわかった。心臓を囲む冠動脈にプラークがたまり、動脈硬化が進んでいる状態だ。正常な動脈の内壁をポーチドエッグ程度の硬さとすれば、石膏ボードのような硬さになった状態だといえる。(注16)

人に対して、目に見える態度を硬化させると、目には見えない動脈も硬化させることになる。目に見える態度をやわらげると、体内もやわらかくなる。まさに「内にあるように、外がある」のだ。

動脈硬化につながる動脈内のプラークは、酸化と炎症という二つのプロセスで蓄積していく。親切はどちらも予防することができる。そのしくみをハリー・ポッターのめがねで説明してみよう。

「ハリー・ポッターのめがね」が教えてくれる抗酸化のしくみ

リンゴを半分に切ったままにしておくと、すぐに茶色くなるのを経験したことがあるかもしれない。これは酸化の現象だ。

酸化は動脈の内部でも起きる。切ったリンゴほどすぐにではないが、生活習慣や食生活、ストレスなどから起きる可能性がある。原因となるのは、フリーラジカルとよばれる物質だ。

フリーラジカルのことを簡単に理解するために、ハリー・ポッターのめがねを思い浮かべてほしい。まんまるの「O」が二つあり、それを小さなブリッジがつないでいる。このめがねは、ちょうど酸素（O_2）の形をしている。O_2は酸素原子Oが二個と、二個の原子をつなぐ手（ブリッジ）からできている。

さて、ハリーにドラコ・マルフォイの放った呪文が当たり、めがねのブリッジが折れたとしよう。二個のレンズはばらばらになる。酸素も、ある種のストレスが原因でばらばらになることがある。「フリーラジカル」とは、このばらばらになったOのことだ。

結合していたO同士は別れた状態だ。今までの関係を断たれ、一人になるとどうなるのか。フリーラジカルになったOは一人ぼっちがいやで、どうにかして誰かと関係を持とうとする。

つながりを求めるその思いは強すぎて、たとえば相手が隣の奥さんでも欲しくてたまらなくなってしまう。つまり、フリーラジカルは近くにいる原子を見境なく襲うことになる。これは体にいいことではない。とくに、襲われた原子が動脈の表面に並んでいる細胞の一部だったり、免疫系や皮膚細胞、脳細胞の一部であったりしたら問題だ。原子がフリーラジカルに襲われると、その細胞はばらばらになっていく危険性があるのだ。

ただ、体にはフリーラジカルに対抗するしくみがある。抗酸化物質という、フリーラジカルとすすんで結びつく物質を使って、細胞へそれ以上ダメージが及ぶのを止めるのだ。

抗酸化物質は、果物や野菜、お茶、シナモン、ダークチョコレートなどから摂取できる。こうした食物が医師からすすめられるのにはそういう意味もあるのだ。人間の体内にも生まれながらに抗酸化物質は存在している。

だが、体内で処理できる以上にフリーラジカルが作られると、酸化の状態になる。専門的には、酸化ストレスという状態だ。(注17)

酸化ストレスは心臓や血管の病気に大きく関係している。アルツハイマー病や慢性疲労、リウマチ、パーキンソン病、その他多くの深刻な病気とも関係している。炎症と酸化ストレスが同時に起きると、動脈硬化の原因にもなる。

炎症については知っている人が多いはずだ。切り傷などのケガをしたあとが赤く腫れるのが炎症だ。初期の免疫反応として重要で、傷を受けた部位に血液や栄養分を運ぶ役目がある。炎症は体内でも起きる。動脈や関節、免疫細胞の周辺でも生じるのだ。

ただし、フリーラジカルを退治する抗酸化物質があるように、よけいな炎症を減らすしくみもある。天然の抗炎症物質と迷走神経の働きによるものだ（迷走神経の役割については次章で説明する）。それでも、炎症が体のコントロール能力を超えてしまうと、いわゆる軽度の慢性炎症という状態になる。酸化ストレスと同じように、食習慣や生活習慣、ストレス、人間関係の対立の結果として引き起こされる可能性があるのだ。

酸化ストレスと炎症が重なると、動脈にプラークが作られ、それが動脈硬化、さらに狭心症や心筋梗塞、脳卒中など心臓や血管の病気へとつながる危険がある。ここで登場するのがオキシトシンだ。オキシトシンは動脈内だけでなく、免疫系全体で酸化ストレスと炎症を抑える働きがあるのだ。

マイアミ大学心理学部と同大学行動医学研究センターでは、酸化ストレスと炎症が心血管系と免疫系に及ぼす影響について画期的な研究が行われた。まず血管と免疫系から細胞が取り出され、実験室でさまざまなストレスにさらされた。体内で発生するストレスを再現しようとしたのだ。予想どおり、酸化ストレスと炎症は大幅に増加した。

次に、同じ実験を行ったのち、オキシトシンを加えたところ、驚くことに酸化ストレスと炎症は、血管細胞でも免疫系細胞でも、大幅に低下した。

その結果、オキシトシンは天然の抗酸化物質であり、天然の抗炎症物質であると結論づけられた。（注18）

親切にすることでオキシトシンを作れるのだから、親切に抗酸化と抗炎症の作用があるということは、自信を持って断言できる。

「親切つながり」で心臓の健康が守られる

【親切つながり】 人や物が親切によってつながっている関係。

「親切つながり」というのは私の造語だが、親切や友情、愛によってつながっている関係を意味している。

親切つながりは心臓によい。ロゼトの住民のように、気持ちのつながりができるからだ。ロゼトの住民は独身であろうが、伴侶がいようが、親切つながりのおかげで心臓病から守られたのだ。

同じような内容を発表している研究はかなり多い。そういった研究は、既婚者やパートナーがいる人のほうが、独身や一人暮らしの人よりも健康だといっているように思われている。だが、研究内容はきちんと理解しなければならない。伴侶がいることが重要なのではなく、関係の質が問題なのだ。質の高い関係は、オキシトシンの栓を開けてくれるからだ。

質のよい関係とは、何も恋愛にかぎったことではない。家族や友人、隣人、仕事仲間とも質のよい人間関係は築ける。郵便配達員や店員とでもいいやりとりができることはある。

動物との関係が一番いいという人も多い。**どんな関係にも意味がある。親切つながりがあるかぎり、どんな関係でも心臓にはいい影響があるのだ。**

心臓にいいのは恋愛関係だけだと思いこんでいたシングルの人にとっては、朗報かもしれない。シングルでいてもけっこう。私の友人で獣医のアンは「一人のほうがいいわ」と冗談めかして言う。「誰かの汚れたものを洗濯しなくてすむから」

冗談はさておき、親切はかならずしも体を動かす行為でなくてもいいということを思い出してほしい。愛想よくするだけでも、耳を傾けることでも、相手をほめることでもいい。同情でもいい。相手が受けをねらっているときに――それほどおもしろくないときはとくに（私の家族や友人が私にしてくれるように）――笑ってあげることでもいいのだ。こうした行為は親切つながりを生む。

心臓専門医で『心臓の声を聴け　患者とつむぐ心臓病と癒しの物語』（創元社）の著者ミミ・ガルネリによると、心臓病患者は病院で出される菜食中心の食事や、すすめられる瞑《めい》

想《そう》やヨガよりも、（親切つながりを伴う）カウンセリングやサポートグループからのほうが得るものが大きいという。(注19)

これは驚くべきことだ。本来心臓にいいことといえば、食事に気をつけること、運動をすること、ストレスを減らすことしかないといわれてきた人がほとんどだからだ。自分は体にいい生活だのヨガ系のことだのを実践していない、と後ろめたく思っている人にも朗報だ。人間（そして動物）とのつながりと親切は、ライフスタイルに関係なく、体にいい。ロゼトの住民がいいお手本だ。

さらに、ガルネリ博士は著書で、ある心臓病患者に犬を飼ったほうがいいとすすめたことを書いている。運動になるだけでなく、親切つながりができるためだ。

ペットをなでると、血圧が下がる

動物との親切つながりは心臓にとてもいい。犬や猫を飼っている人は、飼っていない人

よりも一般に血圧が低いという研究結果がある。一般に、動物をなでると血圧は下がるという。(注20)

心臓発作を起こしたことのある三百六十九人の患者の調査では、犬を飼っている人が一年以内に死亡した割合は、飼っていない人の六分の一ほどだったという。(注21) 犬を飼っている人は、一緒に散歩したり遊んだりして体を動かしていたという理由もあるだろうが、親切つながりも大きな理由になったはずだ。毎日欠かさず犬とふれあい、遊んでいると、オキシトシン濃度が着実に上がり、心臓保護作用が高まったと考えられる。

実際、研究では犬と遊ぶとオキシトシンレベルが上がることがわかった。日本の麻布大学の研究では、五十五人の犬の飼い主に飼い犬と三十分間遊んでもらい、その前後のオキシトシンの濃度を検査した。

また、遊ぶようすをビデオで撮影し、それぞれの飼い主と犬との関係の質も調べた。犬が飼い主を見つめる時間を記録し、平均二・五分の「長時間グループ」と約四十五秒の

「短時間グループ」に分けた。見つめる時間が長いと、人間と犬との関係がよいと考えられた。

長時間グループにおけるオキシトシンの濃度は、そうでない飼い主グループに比べて高くなった。（注22）

感じたストレスを「なかったこと」にする方法

「ある日、（エジンバラの）フォース道路橋に向かって車を走らせているとき、たまたま別の車の前に割りこむ形になってしまいました。その車のドライバーはクラクションを鳴らし、私の車に向かって散々ののしり言葉を浴びせました。心底怒っていました。虫の居所が悪かったみたいです。

正直、こわくてどうしようかと思いましたが、そのうち少しずつ落ち着いていきました。ところが橋に近づいたとき、またさっきの車が後ろに見えてビクッとしたんです。料金所に入ったときも真後ろにいました。

そこで、私は彼の料金も支払いました。

それから一キロくらい行ったところで、彼は私の横に並びました。今度はにっこりと、やさしい表情になって、『ありがとう』という口の動きをしたんです。

――モリーン」

第二の副作用

親切は、心臓と血管を強くする

ストレスが心臓病の原因になることは何十年も前からわかっていることだが、見逃しがちなのは、**親切がストレスと、ストレスのきっかけとなること――怒り、いさかい、攻撃、心配、不安、恐れ――をやわらげることだ。**

モリーンの親切は、ドライバーの怒りとストレスを解消することができた。彼女は私のワークショップでこの話をしてくれたのだが、相手の怒りで動揺し、ストレスを感じ、少しこわくなったけれど、彼の分も支払うとすぐに気分が軽くなり、感じていたストレスなどは消えていったという。プラスの感情が湧《わ》いてきて、相手とのつながりを感じたというのだ。

モリーンの経験は、親切はストレスを無害化するという大規模な研究の結果とも重なる。イェール大学医学大学院のエミリー・アンセルの研究では、七十七人の参加者が毎晩、スマートフォンで自動音声を受信し、その指示で一日をふりかえるという作業を二週間続けた。参加者は仕事や人間関係、健康、その他の分野でのストレスを感じたできごとと、自分でした親切な行為をオンラインで記録することになっていた。親切な行為は、たとえばあとから来る人のためにドアを押さえていたとか、誰かの宿題を手伝ったとか、誰かをほめたなど、何でもよかった。

報告した親切の数が多い人ほど、マイナスの感情が少なく、ストレスも少なかった。ストレスを感じるようなできごとが多い日でも、小さな親切行動がたくさんあった場合は、そのできごとが感情や幸福感にほとんど、あるいはまったく影響を与えなかったこともわかった。あまり親切を報告しなかった日には、ストレスを生んだできごとに対して、マイ

ナスの感情をよけいに経験していた。(注23)

親切がストレス源の影響をやわらげたのだ。

つまり、生活のなかで親切のレベルが上がれば、マイナスの感情とストレスのレベルが下がるということだ。さらに、**ストレスの多いできごとを経験しても、親切でマイナスの感情を抑えることができるのだ。**

また別の研究では、敵対しあっていて、しかも胸の痛みを感じている人たちに、おたがいの洗濯をしてもらった。すると驚くことに、この簡単な親切行動が胸の痛みをやわらげたのだ。(注24)

他人の洗濯をするだけで、ある意味、薬と同じ効果を得られる可能性があるのは不思議なことだ。

「ありがとう！」は健康を守る魔法の言葉

感謝にも心臓保護作用がある。とくに、心臓発作を起こしたことのある人にとっては有効だ。

数年前に心臓発作を起こした友人と、その発作の話をしたことがあった。彼は発作に感謝していると言ったので、私は驚いて尋ねた。

「いったいどうして？」

彼の答えはこうだった。「おかげで自分の生活をいやでも見直すことになったんだ――食事に運動不足、とくにストレスのレベルをね」

実際、心臓に持病を抱えた人には感謝が有効だとする、コネティカット大学の心理学者の研究がある。心臓発作を起こした患者で、たとえば命のありがたみを知ったとか、命は授かりものだと感じたなど、発作から得るものがあったと考えている人は、発作を他人のせいにしている人に比べ、八年間で再発作を起こす割合が大幅に低かった。

発作を誰かのせいにして非難した人は、再発の危険がずっと高かったのだ。(注25) 自分の経験から得るものがあったと思うことで、体は守られる。非難することは、体にとって危ないことなのだ。

別の研究では、冠動脈の閉塞がある患者三千人に、感謝していることがあるか聞いたところ、日々感謝し、社会的な支援を受けている（オキシトシンが分泌されるきっかけがある）人ほど閉塞が小さかった。(注26)

一日一回のハグが心臓医を遠ざける

ハグは、親切、愛、愛情、感謝の自然な表現だ。人のあいだにある壁を壊してくれる。

心と体の痛みをやわらげる。両親が子どもをハグし、夫婦がハグする。同性のパートナーもハグする。友人も、きょうだいも、ハグしあう。知らない者同士が挨拶がわりにハグすることもある。街で「フリーハグ」のイベントをする人たちもいる。犬や猫、馬など動物をハグする人もたくさんいる。樹木をハグする人だっている。

みんなハグが好きだ。**ハグはみんなを近づける——体が近づくだけでなく、気持ちも近づける。ハグはオキシトシンを作り出す。**

ノースカロライナ大学チャペルヒル校の研究では、五十九人の女性が一定期間に受けたハグの回数と、各女性のオキシトシンの濃度を調べた。

結果は？　ハグの回数が一番多かった女性たちにおけるオキシトシンの濃度が一番高かった。何ともわかりやすい結果だ！　彼女たちは血圧と心拍数も一番低かった。（注27）

だから、一日一回のハグが心臓医を遠ざけるというのは真実なのだ。

第二の副作用

親切は、心臓と血管を強くする

一九九五年十月十七日、アメリカ、マサチューセッツ州ボストン近郊のウースターで、ジャクソン家にふたごの姉妹のカイリーとブリエルが生まれた。予定日より十二週早い出産で、体重はそれぞれ九〇〇グラム台だった。生後数日でカイリーの体重は増えたが、ブリエルはそのままだった。泣きつづけて呼吸困難になり、顔が青くなることもあった。

新生児集中治療室にいるブリエルの容態が悪化したある日、十九歳の看護師、ゲイル・カスパリアンはあらゆる手を尽くして状態を安定させようとしたが、うまくいかなかった。ブリエルは危険な状態になっていた。

カスパリアンは思いついて、両親の許可を得てからカイリーを保育器から出し、ブリエルの保育器に入れてみた。病院ではふつうこういうことはしない。感染のリスクがあるため、赤ちゃんはかならず個別の保育器に入れることになっていた。

すると、奇跡が起きた。医師や看護師が見守るなか、カイリーがその腕をブリエルの肩にまわしたのだ。まるで小さな妹をハグしているようだった。

見るまにブリエルは元気になりはじめた。心拍数は安定し、心臓が力強く動きはじめ、体温は正常にもどり、低かった血液の酸素飽和度が急激に上がったのだ。カイリーと合わせるように呼吸もよくなり、蒼白《そうはく》だった顔は元気そうなピンク色になった。

それから数日間で二人ともどんどん元気になっていった。

病院はのちに方針を改めた。

この章のまとめ

◉親切は気分を高める。親切を目撃しても、親切を受けても、親切をしても、高揚感が生まれる。

◉高揚を感じると、体内で親切分子であるオキシトシンが分泌される。オキシトシンが分泌されると、NOとANPが放出される。その結果、動脈が広がり、血圧が下がる。親切は

第二の副作用

親切は、心臓と血管を強くする

動脈にとってのバイアグラだ。

◉NOは、脳卒中や心臓発作の原因となるプラークが動脈内にできるのを予防する。

◉オキシトシンは、動脈硬化につながる酸化ストレス（フリーラジカル）と炎症という二つの作用を抑える。

◉以上のように、親切で心臓を守ることができる。親切には心臓保護作用がある。

◉動物に親切にすることも心臓にいい。血圧を下げてくれる。犬を飼うことで心臓発作の確率が大幅に減る。

◉親切でストレスも抑えられる。そのためストレスが心血管系に及ぼすリスクを相殺することができる。

◉ハグは心臓にいい。一日一回のハグは心臓医を遠ざける。

第三の
副作用

親切は、
老化を遅らせる

人は老いるから笑わなくなるのではない。
笑わなくなるから老いるのだ。
——マイケル・プリチャード

一番のアンチエイジングは、親切にすることだ

老化とはどういうことだろうか？　簡単にいえば、年をとって衰えていくプロセスだ。目に見える老化のプロセスといえば、隠しようのない顔のシワや、筋肉が衰え、関節軟骨が磨耗していくこと、以前よりも体調不良になりやすく、ケガをしやすく、病気になりやすくなる状態などだ。老化を遅らせるアンチエイジングと親切との関係を調べるには、それぞれの老化のプロセスについて、親切にすればどんな影響があるのかを見ていくのがわかりやすい。

その前に、年齢には二種類あることを知っておこう。暦年齢と生物学的年齢だ。暦年齢は誕生の年から数えた実年齢で、誕生日に祝う年齢だ。**生物学的年齢とは、体の見かけの年齢であり、食習慣や運動の習慣、ストレスレベル、生活態度、そして親切かどうかなどによって変わる。**生物学的年齢は、実年齢とちがっていてもおかしくない。

寿命のすべては遺伝子に組みこまれている？

「曽祖母は九十七まで、祖父は九十三まで生きたんだ」とロブは自慢げに言う。「父はまだ八十六で元気にしている。うちの家系は遺伝子がいいんだ」

「うちはそうじゃないわ。祖父母とも心臓病で、七十代で亡くなったから」とジェーンが言う。

生活習慣が健康に影響するのは誰でも知っているが、体の老化のスピードについては、すべて遺伝子に組みこまれていると思っている人がほとんどだ。（注1）

せっかくよさそうな遺伝子を持っている友人にケチをつけたくはないので、私は「きみもやっぱり長生きしそうだね」と応じた。ただ、「いい」遺伝子だけがすべてを決めているわけではないことは説明した。

遺伝が人の寿命を左右する割合はわずか二、三割でしかない。それなら、なぜ一つの家系で同じような寿命の人が何人も出るのだろうか？　もちろん、寿命の二、三割は遺伝が影響しているが、両親から子どもに伝わるのは遺伝子だけではない。食習慣や活動のレベル、生活態度、心の持ちかた（日常的なストレス源にどう反応するか）、行動、人とのつながりかたも伝わる。こうした習慣を足し合わせると、遺伝子よりも健康へ与える影響は大きくなる。生物学的年齢を決め、体の老化のスピードを決めるのが、こうした習慣なのだ。

私たちは両親や祖父母から多くのことを学ぶ。何を食べるかは、出される食事から学んでいく。健康な両親からは健康な子どもが育ち、健康な大人になる傾向がある。甘いものが大好きな人は、たいてい両親か、どちらかの親が甘いもの好きだ。運動をする親は、しない親よりも子どもに運動をすすめる傾向が強い。また、子どもは、主に育児を担当した親と同じような自尊心を持つようになっていく場合が多い。これは、心の持ちかたと他人とのかかわりかた、人間関係の作りかたにも影響する。

もちろん、世界は多様であるため、例外も多い。私は一般論を述べて、遺伝だけが寿命を決めているわけではないことを理解していただきたいだけだ。

この点を押さえておけば、親切で老化のスピードが変わってくるという可能性を受け入れやすくなるはずだ。もし遺伝子がすべてを決めているというのなら、健康のために何かしようという気はなくなってしまうだろう。

これを聞いた先ほどの友人ジェーンは、自分の家族がロブの家族より長生きしそうにはないと言っていたが、「だいたい『とんでもない』食事をしている人たちだからね」とまるで自慢するように話し出した。

「それに運動はまったくしないの。せいぜい買い物で歩くだけ」となぜか安心したような口ぶりになった。

ロブの家族の生活は、健康志向なのだろうか？

「そうだね」とロブはあっさり認めた。

これでわかるのは、ライフスタイルや生活態度、そして人に対する態度――たとえば親切に接するのか、相手をバカにしたような態度をとるのか――が寿命にかなり影響するということだ。**寿命を左右する要素はたくさんある。すばらしいのは、それを自分で選べるということだ。**

あなたに忍び寄る七つの老化原因と、親切が効くすごいしくみ

ここからは七つの老化プロセスと、それぞれに対して親切がどう効くのかを説明していこう。

老化原因❶

筋肉の衰えと退化

典型的な老化現象としてたいていの人が挙げるのが、筋肉の衰えと退化だ。「自然に減っていくものなのさ。年をとれば誰だってそうなる」と受けとめられている。

それはそうなのだが、このプロセスの進行のスピードには、運動、休息、食べているもの、ストレス、そして加齢の受けとめかた、ほかの人や動物との接しかたが大きくかかわっていることは、ほとんど認識されていない。

筋肉はたしかに年齢とともに衰えるが、再生もする。筋細胞が自然に増殖して不足分を補充し、筋肉を再生するのだ。細胞の減少スピードが再生スピードを上回ると、老化があらわれる。運動をする人がしない人よりも元気で、力があるのはそのためだ。運動が筋肉の再生をうながすからだ。

友人のスキップは、バリ島で出会った九十八歳の男性から木登りの競争を持ちかけられた話をしてくれた。スキップは体力に自信がある——体操の元イギリスチャンピオンだ——それが、九十八歳に負けたというのだ。

私も同じような経験をしたことがある。昨年、半年かけて新居を改装したときのことだ。改装作業はほぼフルタイムの仕事といってよかった。父と私で、ある部屋の床材を張り替えるのに、まず古い床材をはがし、下にある大きな石をすべて取り除かなければならなかった（古い田舎家ではよくあることだ）。

床材を持ち上げ、下に渡してある根太《ねだ》を取り除くのはそれほど重労働ではなく、一時間ほどでできた。大変だったのは、重い石を持ち上げる作業だ。翌朝起きると、ベッドから出るのもひと苦労。存在さえも知らなかった筋肉が痛んでいた。シャワー室まで歩き、さらに朝食をとりに階段を下りるのもつらかった。一歩ずつ慎重に足を運ばないと下りられなかった。

私は心配になって父に電話してみた。父は七十三歳だったのだ。

「元気だぞ！」と父は驚くほど陽気な声で答えた。朝食を作りながら台所を行き来していた。体のどこも痛くないという。

なぜそんなことがありえるのだろう？　私は四十代半ばで、けっして運動経験がないわけではない。好きで陸上競技をしていたし、今でも健康そのものだ。「父さんはなんでピンピンしてるんだ。僕はもう、ガタガタなのに」。そのとき、そんな言いかたをした覚えがある。

答えはごく簡単だ。父は五十年間、建設業をしていた。引退後は毎週、最低でも五〇キロは歩いていた。体力を保ってきたのだ。それで父の筋細胞は十分に増殖していたのだ。

このように、運動は筋肉再生の一つの方法だ。では、親切も筋肉の再生に役立つのだろうか？

効くしくみ

若い筋肉を手に入れるには、オキシトシンを全開に！

筋細胞を増殖させるには、幹細胞を新しい筋細胞に育てなければならない。幹細胞というのは、木の幹と考えればいい。枝も花もないただの幹だ。ここから、まわりの環境によって、どんな枝や花にでも育つ可能性がある。筋肉内の幹細胞は筋細胞に成長する。脳内の幹細胞は脳の神経細胞に、心臓の幹細胞は心筋細胞になる。ほかにも、同じ幹細胞からいろいろな組織が育つ可能性があるのだ。

カリフォルニア大学バークレー校の研究チームは、筋肉再生の研究中に重要な発見をした。幹細胞は、オキシトシンが十分にないと筋細胞に分化しないのだ。(注2) オキシトシンが足りないと、筋肉は再生されず、弱体化して、老化が進むということだ。

筋肉の再生のためには、オキシトシンの栓を開け、分泌させなければならない。

第三の副作用

親切は、老化を遅らせる

この場合の筋肉というのは、歩いたり、物を持ち上げたりする筋肉――骨格筋という――だけではない。心臓の筋肉、心筋にも当てはまることが最近の研究で明らかにされている。(注3) 心臓でも、オキシトシンの働きで幹細胞が心筋細胞になるということだ。オキシトシンが足りなければ、そのプロセスはうまくいかない。

だから、**今度誰かをハグしたり、愛《いと》しげに見つめたりするときは、オキシトシンが老いた筋肉を若い筋肉に――手足も、心臓も――変えていくと意識しよう。**愛と親切は、傷ついた心臓も実際に治すことができる。そう考えると楽しいではないか。

私が以前このことを説明したとき、こういう反応をした人がいた。「親切はストレス対策になるということでしたよね。それなら、親切にすればストレスが筋肉に与えるダメージも解消できるんですね?」

もっともな指摘だ。ストレスは老化を早め、親切はストレスを抑える。ということは、親切はその点でも老化を遅らせることになる。だが、ここで大事なのは、親切はストレスの作用を抑えるだけではなく、筋肉の細胞レベルに直接働きかけて再生をうながすということだ。

老化原因❷

迷走神経の活動低下

迷走神経は、老化を遅らせるうえでとても重要な役割を果たしている。「迷走」とはラテン語で「放浪している」という意味のVagusから来ているが、迷走神経は文字どおり体内で複雑に広がっている脳神経だ。あちこちに広がることで、多くの器官に影響を与えている。

筋肉は意識して動かしていないときでも、筋緊張という適度な緊張状態にあり、筋肉が健康であることを示している。同じように、迷走神経の健康のめやすとなるのは、活動しやすい状態にあるかどうかだ。迷走神経は、一般的に、子どものときに活発に活動し、年齢とともにその活動性は少しずつ低下していく。

迷走神経の活動低下が、老化にとってなぜ重要な意味を持つのだろうか？　迷走神経が活性化していると、体の「休息・消化・再生」モードが維持される。体が必要とする休息をとり、食べ物を消化して栄養とエネルギーを得て、損傷があったところで再生を行うのをうながす状態だ。また、迷走神経が活性化していると、臓器同士が調和のとれた仕事をするように働くことができる。

そんなわけで、迷走神経の活動性は老化を防止すると考えられるのだ。活動性が低ければ、アンチエイジング効果は減ってしまう。

迷走神経の働きは、自分で脈をとってみればわかる。息を吸うと、心拍数は少し上がり、息を吐くと、わずかに遅くなる。心拍が遅くなるのは、迷走神経が体を「休息・消化・再生」モードに入らせようとするからだ。息を吸うときと吐くときの心拍数の差は、迷走神経の活動性のめやすになる。一般に差が大きいほど、迷走神経の活動性は高くなる。

それなら、迷走神経の活動性を高め、体をもっと老化から守るにはどうすればいいのだろうか？　ジムに行って筋肉を鍛えるように、迷走神経を鍛えて活動性を上げることはできるのだ。

効くしくみ

迷走神経を鍛えるトレーニングとは？

迷走神経の活動は、思いやりや親切と密接な関係がある。迷走神経の高い活動性は、じつにさまざまな思いやりや親切な行為と結びついている。

このつながりを最初に発見したのは、シカゴのイリノイ大学のスティーブン・ポージェス教授だ。彼が発見した迷走神経と社会関係・対人関係のあいだのつながりは、「多重迷走神経理論」として広く知られるようになった。(注4)

迷走神経の活動性が思いやりや親切と結びついていると証明する一つの研究例を挙げよう。子どもたちに、事故でケガをしているほかの子どもたちを撮ったビデオを見せ、その反応を観察した。

その後、そのケガをした子どもたちに宿題を届けるという機会を与えたところ、迷走神経の活動度が高かった子どもたちほど自発的に応じようとした。(注5)

もう一つ、カリフォルニア大学バークレー校のジェニー・ステラーの研究を紹介しよう。ボランティアの参加者に、悲しいできごと（家族の死）について語る人を撮影したビデオか、苦しんでいる人々（飢えている子どもたち）の写真、またはガンの子どもたちのビデオを見せ、あたりさわりのない内容（フェンスを作る人）のビデオを見るグループと比較した。同情と思いやりの気持ちをもっとも感じたと報告した人たちが、迷走神経の活動度が一番高かった。(注6)

問題は、迷走神経の活動性が高いと思いやりと親切の傾向が高くなり、活動性が低いと思いやりと親切の傾向が低くなるのなら、思いやりと親切を実践すると、迷走神経の活動性は高まるのかということだ。

もちろん、活動性は高まる。**親切と思いやりを実践することは、迷走神経をジムで鍛えるようなものなのだ。**

第一の副作用の章で、慈悲の瞑想《めいそう》について簡単にふれた。慈悲の瞑想は、仏教経典に使われた古代インドのパーリ語で「情け」「慈悲」という意味の「メッタ」ともよばれる。「自分以外の人がまぎれもない、満ち足りた幸福と健康を得られるよう願う」瞑想方法で、思いやりと親切の姿勢に根ざしている。参加者が同じ条件下でできる瞑想なので、一定の条件下での思いやりと親切の効果を調べる研究でもこの瞑想法が利用されている。

瞑想をする人は、願いを心のなかでくり返す。たとえば「（愛する人が）慈愛に満たされ、元気で心穏やかに、ゆったりと、幸せに、悩むことなく過ごせますように」というふうに。こういう願いをまず自分自身、それから愛する人に向け、誰でも思いつく人、自分のストレス源になっている人、そしてすべての命ある存在へと、どんどん思いやりの輪を広げていく。これを習慣にすれば、強い思いやりの気持ちと、人に親切にしようという意欲が育つのだ。

ノースカロライナ大学チャペルヒル校の心理学者、バーバラ・フレドリクソン教授のチームの研究では、六十五人の男女が六週間にわたり毎週、慈悲の瞑想の講座に出席し、毎日、瞑想を実践した。比較のため、瞑想をしない対照グループも作られた。調査の前後に迷走神経の活動性が測定された。

六週間後、慈悲の瞑想をした人の迷走神経の活動性は大きく増えていた。対照グループでは変化がなかった。思いやりと親切を習慣的に心がけることが直接、迷走神経の活動性を高めたのだ。(注7)

私はこの瞑想を個人的にずいぶん経験している。自分でも実践しているし、人にも教えている。**瞑想で、愛情や思いやり、善意、親切な思いをとぎれることなく感じられるようになることがわかった。**実際には、瞑想中だけでなく、日常生活でも人に対する思いがどんどんやさしくなっていくのだ。迷走神経の活動性が高まる原因は、そこにあると私は思う。

慈悲の瞑想だけが迷走神経を活性化させる方法ではない。どんな形でも、人を思いやる能力を高め、親切という形で表現できるなら、迷走神経を活性化できる。

ここでまた、自分のために思いやりを深めるのはいかがなものか、という問題が出てくる。それは自己中心的だということになるのだろうか？　ある仏教の修行者は、慈悲は生きとし生けるもののために深めるべきものだと説いている。まったくそのとおりで、それこそ思いやりを深める第一の目的であるはずだ。ただ、今は健康の話もしている。すでに迷走神経と思いやりの関係を知ったからには、もう知らないふりはできないし、自己中心的だと思われたくないから人に同情しないという選択肢もない。もうあともどりはできないのだ。

思いやりの気持ちを育てることで、結果的に他人のためになり、ついでに自分の健康のためにもなるのであれば、ますますやる気が出ると考えればいいと私は思う。

老化原因❸
慢性的な炎症

前に説明したように、炎症とは切り傷などのケガに対する体の反応だ。傷ついた場所に血液と酸素、栄養分を集め、傷を癒すのを助けるという、命を守るための免疫系の反応だ。

問題は、炎症が体の対処できるレベルを超えて起きると、軽度の炎症が持続する（慢性化する）状態になり、じわじわと進行しつづけることだ。

ある友人がこんなたとえで説明したことがあった。「子どもたちが家で散らかすようなものよ。私がいくら片づけても追いつかないくらいどんどん散らかしていくと、家はどんどん汚くなるのよ」

まさにそのとおり！

どんどん散らかっていく家というのはうまいたとえだ。このタイプの炎症がもたらす結果には注意が必要だからだ。台所で、蛇口から水が漏れているようすを想像してみてほしい。シンクに栓がしてあれば、いつしか水がいっぱいになり、床にあふれ出し、床とまわりのキッチンユニットにまで被害が及ぶ。

慢性の軽度炎症も同じようにだんだん強まっていき、心臓や動脈、脳、皮膚、あらゆる臓器にまでダメージを与える可能性がある。ガン、心臓病、糖尿病、リウマチ、フレイル（加齢に伴い筋力や心身の活力が低下した状態）、アルツハイマー病など、深刻な病気とされるほぼすべての疾患に、慢性炎症はかかわっているといわれている。この意味で、炎症は老化に大きく影響している。炎症による老化は、専門家であるイタリアのボローニャ大学実験病理学部のクラウディオ・フランチェスキ教授によって「インフラメイジング（炎症老化）」と命名されている。炎症がなければ、ヒトは遺伝子の能力からすると百五十歳まで生きられるともいわれている。（注8）

現在のアンチエイジング薬の研究で主流となっているのが、炎症の抑制なのだ。

効くしくみ

炎症を抑制するには「慈悲の瞑想」がよい

友人が家のなかをできるだけきれいにしようと努力するように、体にも炎症をコントロールするしくみがある。

これも迷走神経の役割で、炎症反射とよばれている。(注9) ニューヨーク州のホフストラ大学ホフストラノースウェル医学大学院の神経外科教授で、ファインスタイン医学研究所所長のケビン・J・トレイシーは、二〇〇二年、迷走神経が炎症に対する「第一のブレーキ」として働くしくみをはじめて発見し、炎症反射と名づけた。

ふつうの自動車には二つのブレーキ装置がある。足で踏むメインブレーキ（第一ブレーキ）と、駐車や坂道発進のときに使うサイドブレーキ（第二ブレーキ）だ。

迷走神経の活動性が高いと、基本的に炎症反射の効率がよくなり、軽度の慢性炎症や二

次的なダメージを最低限にとどめることができる。(注10)

慈悲の瞑想は迷走神経を活性化させるだけではない。迷走神経の活動性と炎症の関連が発見されたことで、思いやりと親切が炎症に直接働きかける効果についても研究が広がっている。

ある研究では、慈悲の瞑想を六週間実践した三十三人の炎症を、瞑想を行わなかった対照グループ二十八人の炎症と比較した。六週間後、瞑想を行った人たちは行わなかった人よりも炎症のレベルが大きく低下した。一番多く瞑想を実践した人は、炎症のレベルが一番低かった。(注11)

老化原因❹
酸化ストレスの発生

ハリー・ポッターのめがねとフリーラジカルの話を思い出してほしい。

第三の副作用

親切は、老化を遅らせる

過剰な炎症と同じように、フリーラジカルが処理能力を超えて増えすぎてしまうと、酸化（酸化ストレス）が起きる。動脈でこれが起きると、プラークができる。脳内で起きれば、もの忘れが激しくなり、集中できなくなる。皮膚であれば、シワなど老化のサインがあらわれる。

スキンケア製品の多くに抗酸化物質がふくまれているのはそのため――フリーラジカルを除去するためだ。フェイスクリームを塗れば、抗酸化物質が必要とされる場所に届き、そこにあるフリーラジカルを除去してくれるというわけだ。

だが、**シワの発生を遅らせ、すでにできたシワを一部でもなくすには、自分で天然の抗酸化物質を作るだけでいいのだ。**

再びオキシトシンの出番だ。

効くしくみ

天然の抗酸化物質で、なんとシワが減る!?

ストレスや葛藤によって肌が老化するのはご存じだろう。このとき、オキシトシンの不足という事態が起きている。

肌の老化とオキシトシンには関係がある。オキシトシンは肌を若く、健康に保つうえで欠かせない役割を果たしていることがわかっている。オキシトシンが肌に十分届かないと、肌の老化が早くなるのだ。

『エクスペリメンタル・ダーマトロジー（実験皮膚科学）』誌に発表された研究結果を紹介しよう。研究者は皮膚細胞のうち、表皮の九〇パーセントを占めるケラチノサイト（角化細胞）と、コラーゲンを作る線維芽細胞を調べた。すると基本的に、オキシトシンの濃度が上がると、ケラチノサイトと線維芽細胞のなかのフリーラジカルが減少することがわかった。言いかえれば、オキシトシンが少ないとフリーラジカルが増えることになる。（注12）

オキシトシンは皮膚細胞を健康に、若く保つために必要なのだ。**人に対する気持ちや人の扱いかたによってオキシトシンのレベルを上げておかないと、肌の老化が早まるリスクがあるということだ。**

「ただ親切にしていればシワがなくなるなんて、いくらなんでもありえないわ！」。私のワークショップでこう叫んだ女性がいた。「心はいろいろなことに影響を与えるかもしれない。でも、お肌は別でしょう！　私は人に親切にしているけれど、それでもシワはあるわ。それは、ふつうの老化でしょう！」

彼女がそう考えるのも理解できる。たしかに私が述べたことは「ふつうではない」ように思える。親切にすることで肌に影響が及ぶとはふつうは考えない。肌にシワができるのは自然な老化のプロセスだ。だが、先ほど書いたように、シワができるスピードはストレスレベルや食習慣、そして心の持ちかた（たとえば人に親切か、人をバカにしているかなど）にも左右されるのだ。

先ほどの女性に私はこうアドバイスをした。「別の考えかたをしてみませんか。恥ずかしい思いをすると顔が赤くなるでしょう。ある思いと、それに伴う感情で、肌への血流が変わるのです。心配のあまり白髪になってしまう人がいますね。ストレスで老けこんでしまう人もいます。いつも怒っていると眉間にシワが刻まれることがあります。どれも感情が目に見える形で影響した結果なんです」

不安やストレス、しつこい怒りは、フリーラジカルを生み、酸化ストレスの原因となるので、老化を進める。親切は「親切の分子」であるオキシトシンを生み、そのオキシトシンが肌のフリーラジカルを除去する。つまり、親切は肌の老化スピードを遅くするということなのだ。

話は変わるが、今の社会ではシワはなくすべきだという思いこみがかなり強くなっているようだ。ここ数年で美容外科手術の件数ははね上がっている。ただ、これだけはいっておきたい。シワをなくすために親切にしても、効果はないかもしれないということだ。オキシトシンが作られるには、親切が心からのものでなければならないからだ。手っとり早く効果を得たいからといい加減な気持ちで親切にしても、副作用はあらわれないので、あしからず。

だから、シワをとることを親切の理由にしないでほしい。親切を目的にして、結果を見てほしい。人に対してポジティブな見かたただけをするようにしよう。愛情を育てよう。あえて良心的な行為をして気分を上げてみよう。それで肌の調子が驚くほど変わるかもしれないのだ。

老化原因❺

一酸化窒素（NO）の減少

NOは健康な血圧を保つのに欠かせない。また、血液循環を健全に保ち、血液や栄養分が筋肉、皮膚、心臓、肺、脳に届くようにするためにも欠かすことができない。NOは筋肉に酸素を供給し、エネルギーと耐久力を生むのに必要だ。血管を再生し、感染症と戦い、代謝を健全に保つ役割を果たしている。消化管での栄養分の吸収も助けている。記憶力と

集中力を保つ働きもある。ルイス・イグナロ博士が**「奇跡の分子」**とよんだのも当然なのだ。(注13)

だが、NOは年齢とともに濃度が下がる。これも見逃せない老化プロセスの一つだ。年齢とともに血圧が上がりがちになる一因も、このNOの減少だ。加齢で男性機能が低下することがあり、バイアグラがもてはやされるのは、バイアグラがペニスでのNOの生成を刺激し、NOの濃度を高めるからだ。NOの減少は、運動のあとに筋肉の回復が遅くなる一因でもある。筋肉に十分な血流と酸素が届かなくなるからだ。年をとると忘れっぽくなり、集中しづらくなる一因もNOの減少にある。

NOの減少は老化現象だけでなく、老化に伴うさまざまな病気とも関連している。(注14)NOは血圧と血液循環の維持、そしてプラークの形成防止に重要な役割を果たしているので、NO濃度が低下すると、心臓発作や脳卒中のリスクが高まるのだ。

また、パーキンソン病やアルツハイマー病など神経変性疾患とよばれる病気のリスクも高まる。アルツハイマー病患者の特徴とされる脳内のアミロイド斑（老人斑）は、NOが不足するとできやすいという研究結果がある。[注15] NOの濃度を上げておくことが、私たちにできる一番の認知症予防策なのかもしれない。

NOの濃度を維持することが、全体的な健康を維持し、老化を防ぐうえで一番重要だとする研究者もいる。

効くしくみ

「奇跡の分子」を増やすためにできること

NOは気体だ。実際に血管のなかで泡になって浮かんでいるわけではないが、そうたとえてみるとイメージをつかみやすいかもしれない。

運動はNO濃度を上げるのに効果的だ。有効な食べ物もかなりある。豆類、コリアンダー、スイカ、クルミ、ピスタチオ、カカオ成分の含有率が高いチョコレート、ザクロ、ホウレンソウ、ケール、玄米、ビーツ、ニンニク、サケなどだ。

こうしたリストも役に立つと思うが、前章で説明したNOを生む流れも思い出してほしい。

親切はオキシトシンを生み、オキシトシンはNOを生む。

つまり、親切はNOを生むので、NOは親切の分子でもあるのだ。

ある研究では、慈悲の瞑想を二十分行っただけで、NOの濃度は大幅に上がったという。(注16)

瞑想によって思いやりを感じ、親切な気持ちについてじっくりと考えることができるようになるのはわかっている。そうした気持ちがNOを生む。それが重要なポイントだ。

人のことを親切に考えるだけでいいのだ。人に笑顔を向けたり、人の話に耳を傾けたり、

人の一番いい面を見て、欠点ばかり気にしないようにしたりするだけでいい。それで私たちのNO濃度は上がる。

NOは老化を防ぐだけではない。NOの濃度が上がると、寿命が延びる可能性があるとする研究もある。その原因は、NOが動脈を健康にし、血圧を下げ、血液循環を健全にするという事実にあるということらしい。(注17)

NOは本当に「奇跡の分子」なのかもしれない。その奇跡は、親切と愛、思いやり、高揚感を通じて手にすることができるのだ。

老化原因❻

テロメアの短縮

一九七八年、生物学者のエリザベス・ブラックバーンはテロメアを発見し、二〇〇九年にその発見に対してノーベル生理学・医学賞を受賞した。ブラックバーンはその発見の重要性から、二〇〇七年に『タイム』誌の「世界で最も影響力のある百人」にも選ばれている。

テロメアというのはDNAの末端部分で、細胞が分裂するときにDNAがほぐれないようにとどめているものだ。たとえていえば、靴ひもの先端についているプラスチックの覆いのようなものだ。これがないとひもを穴に通せない。同じように、テロメアがすり切れると、DNAはほぐれ、細胞は死んでしまう。だからテロメアは老化にとって大きな意味を持っている。実際、テロメアの長さは生物学的年齢を測るもっとも正確な指標だ。**テロメアの磨耗を防ぐことが、遺伝子レベルでの強力なアンチエイジングになるのだ。**

効くしくみ

ノーベル賞級の発見!? テロメアを鍛えるプログラム

テロメアはどのようにすり減っていくのだろうか。例によって、原因となるのはいつもの面々――ストレス、食事、生活習慣、人やものごとの受けとめかた、行動だ。

いくつかの研究で、ストレスのある人たちはテロメアが短い傾向があることがわかっている。ストレスはものの受けとめかたの結果として生じる場合もある。日ごろからストレス源――みんなが経験する毎日の不都合や迷惑――に対して前向きな受けとめかたをしていれば、ストレスをやり過ごしやすくなる。これまでも見てきたように、ストレスの多い日であっても、親切な行為でストレスのレベルは下がるのだ。

親切は、多くのストレスを遠ざけてくれる。その延長線上で考えると、テロメアの長さにも影響を与えるといえるのだ。

家庭環境は多くの子どものストレス源になりうる。ＡＩＭ（大人の卵）プログラムという、若者にストレスのかわりに心理的なサポートと親切を提供しようという活動は、前向きで、面倒見のいい家族関係は健全だという考えをもとにはじまった。

ジョージア大学家族研究センターの研究では、十七歳でＡＩＭプログラムに参加した二百十六人のアフリカ系アメリカ人の高校生に対して、テロメアの長さをプログラム開始時と五年後に測定した。

このプログラムに参加した若者たちは、六週間の研修中に、自分たちの将来の計画の立てかたを学ぶほか、コミュニティ内で人種差別などの問題が起きたときに実用的な支援や心理的なサポートをしてくれたり、対処のしかたを教えてくれたりする人をどうやって見つけるかも教わった。

参加者の両親も毎週、研修を受けた。子どもたちを心理面、実用面でサポートする方法など、さまざまなスキルを磨いたのだ。毎週、親子で一緒に受ける研修もあった。親と子それぞれがたがいの理解を深め、絆《きずな》を強めるための研修だ。結果として、子どもたちの生活には親切と心理的サポート、心理的な絆がもたらされた。

ＡＩＭ研修の五年後にテロメアの長さを測ったところ、研修を受けなかった対照グループではテロメアは短縮していた。いっぽう研修を受けたグループでは、長さはまったく変わっていなかった。(注18)

第三の副作用

親切は、老化を遅らせる

実用的な指導と問題解決スキルとともに、親切と今までにないあたたかな思いやりと心理的なサポートを受けたおかげで、若者たちはテロメアの磨耗を防ぎ、老化のスピードを落とせたのだった。

若者たちに（それにどの年代の人たちにも）親切と心理的サポートを行うことの重要性はどれだけ強調してもしすぎることはない。そのおかげで、明らかに遺伝子レベルまで影響が及んだのだ。

別のテロメアについての研究を挙げよう。マサチューセッツ総合病院のエリザベス・ホッジは慈悲の瞑想の経験者十五人と、同年代で瞑想経験のない二十二人のテロメアの長さを測った。

経験者は最低でも四年間、毎日瞑想をしていて、平均で五百十二時間、愛と思いやり、親切を感じる瞑想を行っていた。ホッジによると、瞑想している人はしていない人よりもテロメアがかなり長く、その効果は、とくに女性で慈悲の瞑想を実践している人に顕著に

あらわれたという。（注19）

瞑想で生み出される愛と思いやり、親切のあたたかな気持ちは、テロメアが日常的にすり減っていくのを防いでいたのだ。

どちらの研究でも、あたたかな気持ちや心理的なサポート、愛、親切、思いやりといった、どれも親切にふくまれる要素が遺伝子レベルで老化を遅らせていたのだ。

老化原因❼
免疫老化

【免疫老化】 加齢とともにあらわれる、免疫系の段階的な衰え。

免疫系は体を感染や病気から守る、細胞や組織、器官のネットワークだ。免疫系が加齢とともに少しずつ衰えていくと、病気にかかりやすくなったり、病後の回復に時間がかかったりする。

ほかの老化プロセスと同じように、免疫老化もそれだけで起きるわけではない。食事や生活習慣、ストレスレベル、睡眠時間、ものの考えかたと感じかた、ふるまいが影響するのだ。

ストレスが免疫系に影響することは昔からわかっていた。たとえば、ストレスのある人は風邪を引きやすく、感染症にかかりやすい。

ものの考えかたも免疫系に影響する。人生で経験するストレス源に対して、総じて前向きになれる人は、日常的な体の不調から回復するのが早い。

専門家でなければあまり考えないことだが、**親切や共感、思いやり、愛、高揚を感じたり、示されたりすると、免疫系は反応するのだ。**

効くしくみ

免疫系を活性化させる「マザー・テレサ効果」

ハーバード大学で行われた有名な研究に、マザー・テレサが親切な行動をする五十分間のビデオを百三十二人の学生に見せたものがある。ビデオは感銘を与える内容で、学生たちは高揚を感じた。

ビデオを上映する前後に、学生たちの唾液が採取され、そのなかにふくまれる重要な免疫成分である分泌型免疫グロブリンA（s-IgA）の量が調べられた。人が食物から取りこんでしまう病原体に対抗する、免疫による防御の最前線だ。

学生のs-IgAの量は、ビデオを見ることで大幅に増えた。そればかりか、一時間後に測定したときもまだその量は多かった。

研究者は、s-IgAの量が高いレベルを維持した原因を学生の感じた高揚だと結論づけた。

学生たちが「映像のテーマである、愛の人間関係について、深く考えつづけた」からだということ(注20)。

内にあるように、外があり……。**外の世界の生きかたを見て感じる高揚は、体内の免疫系も活性化させる。**

この研究結果は、親しみをこめて**「マザー・テレサ効果」**とよばれている。

ハートマス研究所で行われた別の実験では、参加者のs-IgAのレベルを測定してから、五分間誰かを気づかい、思いやる気持ちを維持してもらった。五分後、s-IgA量がもう一度測定された。

短い時間だったが、ここでも参加者のs-IgA量は大幅に上昇したばかりか、上昇した値が通常量にもどるまで、六時間もかかった(注21)。

この結果ではっきりとわかったのは、親切や気づかい、思いやり、高揚、愛、愛情、ぬくもり、つながりにかかわる気持ちを感じるとき、免疫系は活性化するということだ。

同じ効果を得られるのが、誰かから共感を示されたときだ。たとえば医者から共感を示されると、私たちはリラックスできる。話を聴いてもらっている、なぐさめられている、希望が持てると感じ、医者にかかるというストレスがだいぶ軽減できる。同時に免疫系の反応も変わり、最終的には病気からの回復スピードも変わってくる。

これは、一般的な風邪の患者七百十九人に対して行われた無作為化比較試験で明らかにされている。ほぼ半数は、かかりつけ医で通常の診察を受けた。半数は共感強化型の診断というべき、医師が共感を強調する診断を受けた。患者はその後、診療中の共感度を測るCARE（診察と対人的な共感）とよばれる質問票に回答した。研究者はそこから患者が感じた共感のレベルを測り、患者が診察中にどう感じていたのかを判断した。

一人ひとりの患者について、風邪を引いていた期間と免疫反応が測定された。共感を強化した診察を受け、ＣＡＲＥ質問票で満点の回答をした患者（二百二十三人）は、風邪の症状がひどくなく、ほかの人たちよりも早く治り、免疫機能も高かった。気づかいをされ、話を聴いてもらっていると感じるだけで、免疫系に直接影響が及んだのだ。(注22)

これら三つの研究結果が教えてくれるのは、私たちが何に注意を向け、それをどう感じるかによって免疫系を活性化できるかどうかも決まるということだ。

別の考えかたをしてみよう。ストレスは、私たちが意識を集中させることが原因で生じる場合が多い。仕事の締めきりはストレスの原因となり、その締めきりのことを考えることも同じくストレスの原因となりうる。このストレスが、免疫系を抑制することがあるのだ。

第三の副作用

親切は、老化を遅らせる

親切も同じだ。**親切や人とのつながり、思いやり、愛情といった感情をもたらすことを考えると、免疫系は活性化する。**

この章のまとめ

◉親切によって、七つの老化プロセス――筋肉の衰え、迷走神経の活動低下、炎症、酸化ストレス、NOの減少、テロメアの短縮、免疫老化――のスピードを遅くすることができる。

◉親切は筋肉の再生を助ける。オキシトシンが重要な役割を果たすからだ。オキシトシンが不足すると、筋肉の再生スピードは遅くなる。

◉親切は迷走神経を活性化し、多くの病気や老化の一因となる軽度の慢性炎症を抑える力を高める。

◉親切でオキシトシンが生成されると、酸化ストレスの原因となるフリーラジカルを除去できる。これは動脈だけでなく、皮膚の老化にとっても有効だ。フリーラジカルはシワの主な原因といっていいからだ。そこで、親切をしてオキシトシンを増産すれば、目に見える老化のサインであるシワができるスピードを遅らせることができる。

◉NOによって多くの体内システムが維持されているので、NOの減少はもっとも影響の大きい老化現象だといえる。NOを増やすには、いつも親切のことを思い、感じ、実行すればいい。オキシトシンと同様、NOも親切の分子なのだ。

◉テロメアはDNAの端をふさぐキャップだ。テロメアの磨耗を防げば、老化も防げる。親切と思いやり、心理的サポートで、テロメアが短くなるのを大幅に遅らせられることがわかっている。

◉免疫老化とは、加齢に伴い免疫系が徐々に衰えていくことをいう。親切によって生じる高揚感は、「マザー・テレサ効果」でわかるように、免疫系を活性化できる。

第三の副作用

親切は、老化を遅らせる

第四の
副作用

親切は、
人間関係を
よくする

愛にふれると、誰でも詩人になる。

——プラトン

あなたなら、結婚相手に何を望む？

「親切、やさしさ」

――これが、「将来の結婚相手に何を一番望みますか」という質問に対して、大多数の人が選んだ答えだ。

世界三十三か国の一万人以上を対象にした大規模な調査の結果だ。二十歳から二十五歳までの適齢期の男女に尋ねたところ、さまざまな文化を超えて、例外なく、親切が一位を占めたのだった。(注1)

この結果には驚くかもしれない。容姿や収入の見こみが一位ではないかと思ったかもしれない。だがそれは、ほかの人はどう答えるだろうと想像するからだ。自分が相手に望むものを訊《き》かれたとき（しかも即答を求められたら）、ほとんどの人は親切を選ぶのだ。

たしかに、私が講演やセミナーなどで参加者に質問しても、これと同じ結果が何度も出ている。

一番親切な人が生き残る「適者生存」の法則

親切な人に惹《ひ》かれるのはごく自然なことだ。人間の生活の基盤は親切にあるということを、私たちのなかで太古から受け継がれてきた本能が知っているからだ。

ここで、私たちが親切に惹かれる理由を説明しておこう。親切によって人間関係が改善するしくみとその理由をわかっていただきたいからだ。これはもっぱら遺伝子と進化が関係していることなのだ。

私たちの遺伝子は、数百万年かけて形づくられた。先祖のある部族が遺伝子Aを持ち、別の部族は遺伝子Bを持っていたとしよう。わかりやすいように、Aの遺伝子をピンク、Bの遺伝子をブルーとする。

ピンク遺伝子とブルー遺伝子の働きはまったくちがう。ピンクは、自分の持っている資源を分かちあい、おたがいの満足を考える、親切の遺伝子だ。ブルー遺伝子のほうは、「自分第一」の遺伝子で、この遺伝子を持つ人は他人の幸せはそれほど考えていない。自分自身が無事なら、それで十分なのだ。

さて、私たちの進化には、二つの自然のプロセスが働いている。第一はエネルギーにかかわるものだ。

ピンク遺伝子を持つ部族は、エネルギーをたがいに分かちあうので、集団として消費するエネルギーは少ない。部族のうちの何人かが全体のために食べ物を集めに行けばいいからだ。ブルー遺伝子の部族はそれぞれが自分で生きていかなければならないため、食物採集に必要な全体のエネルギーは大きくなる。

自然は効率重視であり、低エネルギーのプロセスのほうを好む傾向がある。長期的に見ると、手に入る食物の量は変動するので、生き残るのに必要なエネルギーは少ないほど好

第四の副作用

親切は、人間関係をよくする

都合だ。だから、ピンク遺伝子を持った部族のほうが繁栄し、ブルー遺伝子の部族よりもずっと大きくなる。やがて遺伝子プール全体を見ると、ピンク遺伝子のほうがブルー遺伝子よりもはるかに多くなるのだ。

私たちを作った第二の自然のプロセスは、絆《きずな》（人間関係）だ。

ピンク遺伝子の部族は強い絆を持っている。ピンク遺伝子による分かちあい行動で、部族民同士の関係が強まるからだ。ブルー遺伝子の部族は人間関係が弱い。

同じことは私たちの毎日の生活でも見られる。他人と分かちあう人はいい人間関係を築く傾向があり、自己中心的な人は人間関係が弱い。納得できることだ。

また部族の話にもどると、ピンク遺伝子の部族は長期間、繁栄できる。野生動物やほかの部族からの脅威があると、結束して対抗するからだ。飢餓のときは、食物を分かちあう。ブルー遺伝子の部族はそんなことはしない。だから飢餓や脅威があれば、少数しか生き残れない。

これは「適者生存」として知られていることだ。適者とは、一番大きな者や、一番強い者だと考えがちだが、じつはそうではない。ピンク遺伝子の部族、つまり一番親切な者が適者なのだ。

言いかえれば、親切は集団のメンバーのあいだに強い絆を作り、集団を強くする。この強さが生き残りを左右するのだ。だから長い時間が経《た》つと、遺伝子プールにはブルーの遺伝子よりピンクの遺伝子のほうが多くなる。

さて、時計を数百万年進めよう。現代に生きる私たちは、ピンク遺伝子の部族なのだ。

このピンク遺伝子こそ、オキシトシン遺伝子だ。(注2) オキシトシン遺伝子は、ヒトゲノムのなかでも最古の遺伝子の一つであり、およそ五億年前から存在している。(注3) それほど古い遺伝子なので、ヒトのさまざまな生体システムに組みこまれている。親切にするとうれしくなったり、心臓の働きがよくなったり、老化が遅くなったりするなど、いいこと尽くめなのには、そういう理由がある。

親切が人類の生き残りに重要な役割を果たしてきたのは、太古の時代にかぎったことではなく、現代にも当てはまる。親切と協力がなければ、私たちはどうなっていただろう？

親切は人間関係を築き、強化する。人間関係の強さが今の私たちを作ったのだ。

大事なのは、ほんの、ほんの小さなこと

「大事なのは小さなことなんです。何年も前に、ある男性とつきあっていました。前から彼のことが好きで、デートに誘われたときは舞い上がりました。彼はとてもハンサムでした。私はしばらく一人だったので、またつきあう相手ができていい気分でした。

でも一人でいるあいだに、自分が人間関係で求めることがわかってきました。ハンサム

な相手とつきあうだけがすべてじゃなくなっていたんです。

彼とつきあって何か月か経ったある晩、二人で散歩をして、ベンチにすわると、私は寒くなりました。彼にジャケットを貸してと頼みましたが、彼は貸してくれようとしませんでした。『下はシャツ一枚だけだから、おれが寒くなる』って言ったんです。

誤解されては困るんですが、彼は冷たかったわけではないんです。意地悪で言ったとか、そういうんじゃなかったんです。ただ、自分を優先させただけでした。

考えてみると、最初からそうだったことに気づきました。そういう小さなことをしてくれたためしがなかったんです。私は特別な存在だとか、大切にしてもらっているなどと感じられる、ちょっとしたやさしい親切を、一度もしてもらったことがなかったんです。

その晩、もうこういう関係は続けられないと思い、数日後には彼と別れました。

ね、小さなことが大事なんです。小さなことが積もり積もって、大きなことになるんですから。

——「ヘイゼル」

カップルが長続きする「五対一」の魔法の比率

ワシントン大学の心理学の名誉教授、ジョン・ゴットマンは、夫婦関係と結婚生活の安定の研究で知られている。彼の研究から結婚カウンセリングの基礎が作られた。

彼は、カップルの会話をほんの短時間調べただけで、二人の関係が長続きするかどうかを予測することができた。「おたがいがどう折りあっていくかには、魔法の比率がある」と彼は言う。「二人のあいだで、ネガティブな言動一回に対して、ポジティブな言動が五回あれば、二人の関係は長続きする可能性が高い。これが五対一の魔法の比率だ」

ポジティブな言動には、親切、愛情、愛、支え、耳を傾けることなどがある。ネガティブな言動は、軽蔑、敵意、怒り、否定的な判断、自己中心、無関心などだ。

ゴットマンらの研究の一つに、七百組の新婚夫婦を対象としたものがある。カップルが十五分間だけ会話をし、そのあいだのポジティブ、ネガティブそれぞれの言動を数えただけで、十年後も夫婦でいられるカップルを九四パーセントの精度で予測できたのだ。

親切は人間関係をつなぐ接着剤だ。この点はわざわざ研究する必要はない――相手が愛する人でも、友人でも、仕事の同僚でも、家族でも、常識と個人的な経験でわかることだ。ゴットマンの研究は、長続きする関係を築くために一番重要な要素に光を当てた点で、価値があるのだ。

ある研究で、ゴットマンは百三十組の新婚夫婦のごくふつうの一日を調査した。彼が注目したのは、どちらかが「これ、ちょっと見て」というようなことを言って相手の注意を引こうとする、日常的に見られる行動だ。

第四の副作用

親切は、人間関係をよくする

この行動をゴットマンは**「よびかけ」**と名づけた。単につながりを求めているだけなので、何に対して注意を引こうとしているかは問題ではない。本当は、ただ相手とつながりたいと思っているのだ。重要なのは相手がこれを認識し、応《こた》えるかどうかという点だ。

ゴッドマンは、パートナーからのよびかけに対する応えかたは、「相手に顔を向ける」か「相手から顔をそむける」かのいずれかであることを発見した。

相手に顔を向けるとは、相手に注意を向けること——親切な気持ちを見せることをいう。相手から顔をそむけるとは、注意を向けないか、生半可に「ふーん、そう、いいね」などと言いながらテレビやスマホに気をとられているか、あるいは軽蔑や敵意をこめて応えることを意味する。

ゴットマンは調査した夫婦の追跡調査を六年後に行った。六年後も結婚生活が続いていたカップルは、最初の調査で八七パーセントの時間、相手に顔を向けていた。すでに別れていたカップルは、三三パーセントの時間しか相手に顔を向けていなかった。(注4)

ふつうの夫婦関係では、一日に数回、つながりを求めるよびかけがある。毎回が小さな親切行動の機会だ。どれもささいなことに思えるかもしれないが、二人の関係をつなぎとめる接着剤になるのだ。

恋愛関係では、こうした小さなことが重要だ。よびかけの圧倒的な大部分は小さなことにかかわるからだ。**相手の話を聴く、一緒にお茶を飲む、背中をマッサージする、作業を手伝う、一日働いたあとでも相手が必要としていることに応じる。そんな小さな親切が重要なのだ。**

こういう親切をすることで、二人の関係はもっと強くなり、長続きする可能性が高くなる。

実際、人間関係において、幸福感や満足感を生む要因を挙げてもらうと、そのトップは親切なのだ。これは恋愛関係だけではなく、友人や家族、職場の同僚との関係にも当てはまる。

パートナーの「ちょっと見て」を、ないがしろにしていないか？

パートナーがあなたにいい話を伝えようとするときは、相手に親切にして、いい関係を保つチャンスだ。

カリフォルニア大学サンタ・バーバラ校の心理学教授、シェリー・ゲーブルは、いい話を伝えたときの反応を、「積極的で建設的」「消極的で建設的」「積極的で破壊的」「消極的で破壊的」の四つのタイプに分類した。

自分にいいことがあったと相手に知らせたり、何かいい話を伝えたりしたときに、相手がうれしそうに熱心な反応を見せ、心から喜ぶのが「積極的で建設的」な反応だ。

「消極的で建設的」な反応は、相手はあまり関心を示さないものの、本当は関心があることがわかっている場合だ。
「積極的で破壊的」な反応は、相手が非難したり、否定的な可能性ばかり指摘したりして、せっかくの喜びをしぼませてしまう場合だ。
「消極的で破壊的」な反応は、相手がどうでもいいと思っているようすで、まったく関心のないことがわかっている場合だ。

ゲーブルは百四十八組のカップルを調査した。そのうち五十九組は平均で約一年間つきあっていた。八十九組は平均して結婚十年だった。全員に配られた調査票には、「私が自分に起きたいいことをパートナーに伝えるとき……」という文章のあとに、四つのタイプを反映したいろいろな反応が挙げられ、参加者にはそれぞれについて自分たちに当てはまるかどうかを七段階で評価してもらった。

その結果、相手の反応によって、二人の関係の質とその関係が維持できる可能性には大きなちがいが生じることがわかった。質が高く、長続きする可能性の高い関係のめやすとなる、相手との深い絆、信頼、満足、親密さの度合いは、積極的で建設的な反応を見せたカップルが一番高かった。言いかえれば、積極的で建設的な反応である親切によって、よりよい関係づくりができるということなのだ。（注5）

注意：ここでは四つのタイプのだいたいの雰囲気を知っていただくために、それぞれをごく簡単に説明したが、実際にはそれぞれのタイプにはもっと幅と奥行きがある。あなたの人間関係のタイプを判断するなら、論文でそれぞれのタイプの全体像をつかむことをおすすめする。

ゲーブルは研究対象をカップルから友人、きょうだい、親、ルームメイトまで広げた。この研究では、プラスの感情と人生の満足度が測られた。これも、相手が友人、きょうだい、親、ルームメイトの誰であれ、積極的で建設的な反応を受けたときに高まることがわかった。（注6）

友人や愛する人から親切にされると、理解されたと感じ、自分は認められている、自分には価値があると思える。誰かから親切にされたときには、その相手をもっと好きになって相手に報いる。一般にどんな関係でも、親切があればより満足し、対立が減り、敵意や怒りも減少し、楽しさとリラックス感が増すのだ。

もちろん、人間関係は親切だけではすまされないのは当然だが、人間関係を長続きさせたいなら、親切にしておいてまちがいはない。

親切のことばかり話しているが、もちろん恋愛関係では愛が一番だ。その愛をたっぷり伝えるのに役立つのが親切なのだ。

パートナーに一番求められるのが親切であるなら、関係を長続きさせるには、特別に頭が切れなくても、おもしろいことが言えなくても、美しい髪でなくても、スタイル抜群でなくても、腹筋が割れていなくてもいいのだ。一番重要なのは、親切にすること。相手の話を聴き、反応しよう。相手のよびかけに注意して、相手のどんな経験でも思いやりを持って分かちあうようにしよう。

なかには、もともと自尊心が低く、自信のない人が、不安感からつながりを求めてよびかけをするのではないか、と思う人も当然いるだろう。たしかにそういうことはあるが、その種のよびかけは少しちがうものだ。人とのつながりよりも、相手がどれほど自分を愛しているのかを試す意味合いのほうが強いのだ。

あなたが自分にその傾向があると思ったら、健全な自尊心を育てるようにするといい。私の前著『I Heart Me』では実践的な戦略をたくさん紹介しているので、一歩を踏み出すのに役立つかもしれない。

自分ではなくパートナーにその傾向があると気づいたら、どうすれば相手に親切に対応できるかを考えてみよう。ふつう、試されていると思うと抵抗を感じるものだが、相手の抱える不安を理解すれば、不安感と自尊心の問題に取り組むきっかけとなる会話をはじめられるはずだ。

ビジネスの場でも、親切をする余地はある

「あのときは緊張していたわ」とエリザベスは打ち明けた。彼女は女優で、ある有名なテレビ番組の大事なオーディションを受けたときのことを話してくれたのだ。特別なオーディションというのは参加者をたじろがせる雰囲気があるという。

「キャスティング・ディレクターが私を迎えに来たの。彼は、これからプロデューサーやディレクターがいる部屋のドアを開けて私をなかへ通そうというそのときに、私が脚本を書いて監督・主演もした短編映画の演技をほめてくれたのよ。その作品を作ったのは一年前のことで、BAFTA（英国映画テレビ芸術アカデミー）スコットランド・アワードに出品したのを彼は観てくれたのよ。

『あのときの演技で、きみは今日よばれたんだよ』って言ってくれた。

こんなに親切なことってないわ。だって、有名なテレビ番組のオーディションって、気が変になりそうなほど不安になるから。キャスティング・ディレクターはそれをわかってたのね。彼も俳優だったそうだから。

彼が言ってくれたことで、くじけそうになっていた私は一気に自信を取りもどしたわ。ここには自分を応援してくれる人がいるって感じた。おかげで、めざしていた役には選ばれなかったけれど、オーディションでの演技がよかったからって、同じ番組の別の回の役をいただけたのよ」

親切にするのはいいことだ。ちょっとした親切が、誰かが必要としている救いの手そのものになるかもしれない。親切は人の一番いい部分を引き出す。もっと大きな自分を見せる自由と自信を与えてくれるのだ。

どんな職場にいても、私たちは自分に親切な人のためには力を尽くそうとするものだ。最高のパフォーマンスを発揮しようとするだろう。親切は高いところからうっかり転落しても受けとめる、安全ネットを張りめぐらしてくれるようなものだ。だからミスをしても大丈夫だと思える。むずかしいことに挑戦しても大丈夫だと思える。その結果、自分の力を伸ばし、新しい自分に成長できることもめずらしくないのだ。

「以前、私の上司はとても口うるさい女性でした。ごく細かいことでもあら探しをするので、彼女のそばにいるとおどおどして、しょっちゅうミスをしていました。すると彼女は、私がミスをすると言って、よけいに非難するのです。何か言われるたびに私はびくびくして、ますますミスをしていました。

じつは、その前の上司とはとてもうまくいっていたんです。ジョーというその上司はとても親切でした――本当にいい人でした。面倒見がよくて、頼りがいがありました。仕事に自信がないとき、気軽に相談することができました。しかも、私のことを心から信頼してくれました。少しむずかしい仕事も与えてくれました。私ならできると思っていたからです。

ジョーが上司のときは仕事が楽しくできました。ところが彼は昇進して、後任に口うるさい女性が来たんです。

人によってこんなにちがいが出るなんて思ってもみませんでした！　まるで昼と夜でした。ジョーは親切でしたが、彼女はちがいました。私は成績がガクンと落ちて、自分の殻に閉じこもりました。もう仕事が好きでなくなってしまいました。本当につらかった。

結局、別の仕事を探すことにしましたが、運よく社内で異動ができました。たまたまジョーが推薦してくれたおかげでした。

――クレア」

このクレアの経験談を自分のことのように感じる人は多いのではないだろうか。**親切で、自分のよいところを見てくれる上司は、自分の一番いい面を引き出してくれる。自分は自分らしくいていい、新しい方向性をめざしていい、今までとはちがうやりかたを試してもいい、と認めてもらったような気になる。**親切は私たちを大きく成長させる。反対に、不用意に浴びせられる非難は、私たちを萎縮させる。新しい方向性に挑戦してみようという気は失《う》せてしまう。ミスをして非難されるのがこわいからだ。

「ビジネスでは、思いやりを欠くような厳しい場面もあります。食うか食われるかという事態になることもある。売り上げの数字に応じて決定を下さなければならず、そこに人の心を大事にする余地はありません。少なくとも私はそう思っていた。そこに、ウィリーという社員が新しく入ってきたのです。

私の仕事は営業で、ウィリーと組んで毎月一定の売り上げを出すことになりました。できなければクビです。私はウィリーの上司でした。私の仕事は順調でしたが、彼は悪戦苦闘していました。正直にいって、彼は一流のセールスパーソンではなかったけれど、人間としては一流で、磨けば光るダイヤモンドの原石のようでした。

二か月経ち、人事評価をする取締役会議の前日に、私は営業成績を集計していました。私は成果を上げていたのですが、ウィリーはダメでした。売り上げの数字は落ちていて、会社の方針ではクビになるレベルでした。ところが、翌日の取締役会議で、ウィリーはクビになりませんでした。彼の売り上げは一晩で魔法のように増えていたのです。

私はウィリーのことを部下としてかわいがっていたので、こっそり自分の売り上げの一部を彼にまわしたのでした。彼には家族がいましたし、クビになってほしくなかったのです。それを知っていたのは私だけで、ウィリー本人も知りませんでした。

ビジネスにも思いやりの入る余地がかならずあります。その機会を自分から探せばいいだけなのです。

——ピーター」

ピーターはその後もウィリーを助け、ウィリーも彼を助けてくれたそうだ。ウィリーは、いつもピーターが相談相手になり、頼れる存在であることに感謝し、二人は一生の友人になったという。

アンディも、ビジネスの場での親切について話をしてくれた。

「私の部下にゲイリーという男がいました。私が今の会社に入社したとき、立場はゲイリーよりもかなり上でしたが、彼はずいぶん助けてくれました。

ゲイリーは技術者でしたが、何でもよくこなしていました。問題があると、私がかならず最初に声をかけたのが彼でした。彼は機器がどう働くのかを全部知っていました。とてもいいやつで、誰かが助けてほしいと言うと、いつも自分のしていることはあとまわしにして駆《か》けつけるような人間でした。

まもなく私は会社のしくみがわかってきました。昇進をはばむ壁がいくつかありました。大学を出ていない技術者は職級が九級どまりでそれ以上の昇級はないのに、大卒者は入社の時点で十一級。そういう規則でした。

私は公平ではないと思いました。ゲイリーはとても頭がよく、大卒者の仕事も軽々とこなせました。そこである日、部長のところに行き、私が入社して以来、ゲイリーがどれほど助けてくれたかを話しました。部長はいい人で、私のことをずいぶん尊重してくれました。私はこうした壁は人のやる気をそぐから、例外を認める必要があると言いました。例外措置によってやる気を出す人間が出てくるだろうし、それは会社にとってかえっていいことではないかと話したのです。

部長は数日間検討してから、ある朝私のオフィスに立ち寄り、ゲイリーの昇進を認めると伝えてくれました。ゲイリーは、大卒でない人間が大卒レベルのポストに昇進する、部内第一号の人間になりました。本当によかったと感激しました。

部長は、私が進言したこともゲイリーに伝えてくれました。私自身は何も言うつもりがなかったので、気を利かせてくれたのです。

ゲイリーはとても感謝してくれました。彼とはもう二十年のつきあいになります。

——アンディ」

親切は感謝を生み、感謝は親切を生む

「私はあるパーティに行く予定で、とても楽しみにしていました。シングルマザーなので、あまり遊びに行かないからです。ところが、直前にベビーシッターから電話がありました。体調が悪くて来られないというのです。

それからすぐに、車で迎えに来てくれた友人がドアをノックしました。彼女は完璧にドレスアップして来たのに、出迎えた私は、着替えもせず、ものすごい形相で二人の子どもの手を引いていたんです。

彼女には、一人で行って楽しんできてと言いました。でも彼女はまったく受け入れませんでした。迷わず行動を開始して、私が頼んだことのあるベビーシッターに電話をかけまくりました。一人空いている人を見つけると、私に『さっさと着替えて！』と命じて、そのあいだに子どもたちを車に乗せる準備をしました。

次の瞬間には、みんなでベビーシッターの家に向かっていました。子どもたちを預け、レストランに着くと、同僚はもう全員揃《そろ》っていました。ちょうど一時間遅れでした。

友人は私を家に置いたまま出て、ディナーの時間に遅れずに着くことだってできたのに、そうはしなかったのです。私が喜ぶことが彼女には重要で、彼女はディナーの時間を一部、私のために犠牲にしてくれたのです。親切以外の何ものでもありません。一生の友人です！

——キャロリン」

親切は友情をつなぐ接着剤でもある。 キャロリンはきっと同意してくれるはずだ。

困っている友人を助けるときでも、自分が困っていて友人に助けられるときでも、親切は友情を深める。

新しい友人関係でも、親切によって絆がしっかり結ばれる。知りあってまもない相手との精神的な距離を縮め、相手のことを理解しやすくしてくれる。

バージニア大学の女子学生クラブでは、新学期の「ビッグシスター週間」という期間に、上級生が新入生に歓迎のプレゼントを贈っている。

大学の心理学者がこの行事を調査した年には、七十八人のビッグシスター（上級生）が八十二人のリトルシスター（新入生）にプレゼントを用意し、歓迎イベントを企画、その期間中ずっと新入生を手厚くもてなした。行事のあいだ、上級生の名前はいっさい明かされなかった。

期間終了時とその一か月後に、研究者たちは新入生に対し、期間中にどんな恩恵を受けたかを話してもらい、上級生と新入生それぞれに、行事後の彼女たちの関係について報告してもらった。

その結果、ほぼ予測どおり、上級生は新入生との友情を育み、上級生の親切は新しい人間関係を築くのに大きな役割を果たしたことがわかった。もう一つ重要なのは、新入生の感謝の気持ちだった。この感謝には親切のお返しという意味もある。上級生の親切に報いたいという気持ちなのだ。感謝の気持ちが一番強かった新入生は、上級生との関係が一番よかった。彼女たちはクラブへの帰属意識も高かった。（注7）

感謝は、友人や愛する人との関係でとくに重要だ。長くつきあっていると、相手が自分の生活にどれほど幸せをもたらしているかを忘れてしまう。毎日顔を合わせ、日々の問題やさまざまな事態にとらわれているうちに、相手が自分にとってどれほど重要かを忘れてしまうのだ。残念ながら、それを思い出したときにはもう遅すぎることが多い。離婚訴訟の法廷には、相手のことをいて当然だと思っていた夫婦関係の残骸があふれているのだ。

恋愛関係でも友人関係でも、相手に感謝するとその関係のありがたさに気づくものだ。

はじめは大切にしていたのに、いつのまにか忘れてしまったことを思い出すようになる。そしてパートナーや友人にもっと親切になれるのだ。

親切は感謝を生み、感謝は親切を生む。二つで一つの輪になっている。

親切は、人間だけでなく動物との関係も深めてくれる

「何年か前、私たちは保護犬の里親募集センターに行きました。数匹の犬が入っていたケージの後ろのほうにすわっている犬がいました。頭を垂れて、隅を向いていました。その瞬間、私たちの犬だ、とピンと来ました。この子をいつまでも暮らせる家に迎えてあげよう、と思ったのです。

名前はアリエルでした。家に連れて帰ると、とにかくおどおどして、落ち着かないので、きっと前の飼い主のところでひどい目にあったのだろうと思いました。最初は、こちらに寄ってきませんでした。でもやさしく、親切に接しつづけました。ゆっくりとあの子のそばに行って、やさしく頭をなでてやると、ゴロンと横になって、そのままなでさせてくれました。

第四の副作用

親切は、人間関係をよくする

アリエルはだんだん、反応を見せるようになりました。不思議と、小さなことを一番よく覚えているんです。私が近づいてくるのを見て、最初にしっぽをふったときのことです。あの子は私が頭をなでに来ると気づいていました。しっぽがほんの少し動きはじめ、カーペットをゆっくり叩《たた》く音が聞こえました。トン、トン、トンと。これほど胸にじんと来たことはありません。思わず泣きたくなりました。

私たちは愛情を示しつづけました。やさしく話しかけて、たくさんおやつをやりました。やがてあの子はすっかり慣れて、家族の一員になったのです。

犬はそれほど多くのことを求めません。やさしく、親切にしてあげれば、一生の友だちになれます。

――デニス」

親切は人間関係を強めるだけでなく、動物との関係も強める。親切は親切だ。ちがいはない。

数年前、私のオフィスに大きな水槽があった。友人のケニーと私が水槽のある部屋を通りかかったところ、女性職員の一人がひざまずいて目を閉じ、両手をカップの形に丸めて水槽に当てていた。ケニーが何をしているのか尋ねた。

彼女は顔を上げて、「この小さな魚は病気なんです。この子のために祈っているんです」と答えた。

ケニーは私を見てうなずくと、こう言った。「うん、そうさ！　彼女、わかっているよ」

この章のまとめ

◉**親切はパートナーに一番求められるものだ。相手の一番の魅力になり、自分の一番の魅力にもなる。**

◉**私たちの先祖は、分かちあうほうが楽で、大勢でいると安全であることを学んだ。そこか**

第四の副作用

親切は、人間関係をよくする

ら親切は私たちの生まれながらの性質になった。親切が体にいいのもそのためだ。オキシトシンを作る遺伝子は五億年前から存在し、私たちの体内の多くのシステムに組みこまれている。つまり、そうした体内のシステムは親切に反応するということだ。それで、親切は私たちを幸せにし、心臓を丈夫にし、老化を遅くするのだ。

◉親切によって私たちは輝ける。最高の自分になれる。自分の成長の後押しをしてくれた親切な行為のことは忘れないものだ。

◉親切は友情と人間関係を深める。友人や愛する人は一日に数回、つながりを求めるよびかけをする。そのよびかけに対して積極的に、相手をはげますように反応すると、関係が長続きする可能性が高まる。

第五の
副作用

親切は、伝染する

覚えておいてほしい。
小さな親切なんていうものはない。
どんな親切もさざ波となって広がり、
思いもよらない結果を生む。
——スコット・アダムス

一つの親切がプラスの連鎖を引き起こす

【伝染】ある人やある生物から別の人、生物にうつること。

カフェにいて外を眺めているとき、一人の若い女性に目が行った。たぶん十九歳か二十歳くらいで、ホームレスの横を通り過ぎ、一瞬立ち止まってから、また歩き出した。

それから数分後、また彼女の姿が見えた。食べ物とあたたかい飲み物らしいものが入った茶色い紙袋を持っていた。彼女はホームレスの男性にそれを手渡し、しばらく話をした。それから歩き去っていった。

それはじつに気持ちのいい親切だった。ほとんど誰にも気づかれず、あの女性もたぶん誰にも話さないだろう。だが私は心から感動した。晴れやかな気分で、何かしなければという刺激まで受けた。

それから一時間ほど経《た》ってカフェを出てから、私は思わず十ポンド紙幣をホームレスの人に渡していた。いつもは一ポンドか、小銭を渡す程度なのだ。そのあとも一日中、誰かの役に立とうと――家族や、友人、店員などだ――いつになく努力した。それもただ手を貸すだけでなく、相手が話しているときに細大漏らさず注意を払い、相手の気分がよくなるような反応をするようにしたのだ。

その晩、ベッドに入り、私は一日のことを思い出していた。あの若い女性がホームレスに対して親切にした影響がこんなに広がったのは、すごいことじゃないかと思った。

彼女の親切がきっかけとなって、別のホームレスは十ポンドを受けとり、店員は客と笑みを交わし、私の家族と友人は何かしら手助けを受けることになった。たった一つの親切で、彼女はプラスの連鎖を引き起こしたことになる。

この種のことは毎日起きている。ただ気がつかないだけなのだ。

池に落ちた小石がさざ波を起こし、対岸に浮かぶスイレンの葉を持ち上げるように、**親切な行動はそれを目撃した人の気分を高め、別の人にもその親切を伝えようという気にさせ、ほかの人たちの気分まで高めていく。**

これは、**「波及効果」**、または**「ドミノ効果」**とよばれている。

「世界を抱きしめたくなる」波及効果の源とは？

「誰かが人間的にすぐれた、立派なことをしたときのことを具体的に思い出してくださいい……誰かがほかの人のためによいこと、感心させられること、寛大なことをするのを見たこと、（あるいは）誰かがあなたに何よりうれしいことをしてくれたときのことを具体的に思い出してください」

サラ・アルゴーとジョナサン・ハイトは、親切の研究に参加した百六十二人の学生にこううながした。

その後、学生たちは自分が得た体の感覚、やる気、自分でとった行動をくわしく書いた。親切な行為を目撃した学生たちは、胸があたたかくなり、自分が目にした親切と同じようなことをしたくなったと報告した。親切をしてもらった学生たちは、感謝の気持ちを感じ、受けた親切に報いたいと思い、その親切な行為を自分もしたいという気になっていた。(注1)

親切が波及する原因は、高揚にあるといえるのではないだろうか。ジョナサン・ハイトはこのように説明している。「高揚は、道徳的にすぐれた行動によって生じる。胸にあたたかく、オープンな感情を生み、自分でももっと立派なことをしようという動機づけをする」(注2)

私たちは親切を目にすると、気分が高まる。胸の――心臓のあたりが、あたたかく、開放的な感覚になることもよくある。

「世界を抱きしめたくなる」という友人の言葉のとおりだ。

アルゴーとハイトは、先ほどの研究の一環として、百十四人の学生に三週間、自分が目にした親切を記録してもらった。その後、学生たちは「誰かのためにいいことをしたくなった」「親切をした人のようになりたいと思った」「よりよい人間になりたいと思った」と報告した。

ジョエル・ソネンバーグは、生後二十二か月のとき、家族で乗っていた車にトラックがぶつかる事故で全身にひどい火傷《やけど》を負い、容姿がすっかり変貌した。手足の指と片手を失い、数年のうちに四十五回の外科手術を受けた。

当初、トラック運転手のドートはブレーキが故障していたと主張していたが、じつは同乗していた知人の女性を殴ろうとしていたことがわかった。ジョエルの痛みと傷だらけの体は、相手を痛めつけようとした攻撃的な行為の結果だった。

デラウェア大学とブリティッシュ・コロンビア大学では、ジョエルの体験と裁判の一部をまとめたビデオを研究の参加者に見せた。

そのなかでジョエルの母親はこう言っている。「ドートさん、私はあなたを赦《ゆる》します。今日の公判で、傷だらけのジョエルの姿を見てください。私たちはみんな傷を負っています」

ジョエルの父親は「あなたが赦しを求めるなら、私はあなたを赦しましょう」と言った。

ジョエル自身はこう言っている。「私はあなたのために祈ります――神の愛にはかぎりがないことをあなたが知りますようにと。私たちは憎しみで人生をむだにはしません。憎しみは苦しみしかもたらさないからです。私たちは愛に包まれて生きていきます」

参加者はこのビデオを見終わると、どう感じたかを尋ねられた。

みな、高揚していた！　ジョエルと家族が、自分たちの人生をめちゃくちゃにした運転手に寛大さと思いやりと赦しの心を示したことで、心が高揚したのだ。参加者たちはみな、よりよい人間になりたいという意欲を示した。(注3)

高揚感は、自分が目にした親切を自分でもまねたいという、あふれるような思いを生む。親切の力を広めたいという思いを抱かせるのだ。

意識して幸せの記憶を思い出すと、実行につながる

意欲は行動につながるものだ。高揚は親切をしたいという意欲を生み、それがモチベーションとなって、私たちは親切を実行していく。

親切は、あらかじめ計画する場合、つまり誰か決まった人を助けようと思い実行に移す場合もあれば、たまたま機会があって実行する場合もある。

ある研究で、高揚感が親切のモチベーションとなるかどうかを調べるため、道徳的な行動で高揚を生む動画を見るグループと、高揚を生まないほかの動画を見るグループを比較した。高揚を生む動画には、アメリカの人気トーク番組「オプラ・ウィンフリー・ショー」で放映されたものが使われた。

第五の副作用

親切は、伝染する

この動画を見たグループは、高揚を感じ、人間性を信じたくなり、胸があたたかくなり、幸せを感じたと報告した。これは予想のとおりだ。

だが、この研究のポイントはその先にあった。この効果は意欲を生むだけなのか、それとも実際の行動にまでつながるのだろうか。

参加者はある作業の手伝いを頼まれた。手伝うという意欲を見せたのは、親切を目にして高揚を感じた人のほうが多かったのだろうか？　むろん、そうだった。オプラの番組を見ていた人たちのほうが、手伝おうとしたのだ。(注4)

さらに、オプラの番組を見て高揚を経験した人たちは、それ以外の人たちの二倍の時間、実際に作業を手伝ったのだった。(注5)

私は、親切な行為を見たことや、本当に困っているときに助けてもらったときのことを思い出すと、気分が上がることに気づいた。その後何時間も幸せな気分でいられることも

ある。気分をよくするのにとても有効なセルフヘルプの練習になる。

ただ、これは意図的に行わなければならない。つまり、心が幸せな記憶のほうに流されていくのと、意識して幸せな記憶を思い出すのとはちがうということだ。後者は自分から関与している。自分で気分をよくしようという意図があり、幸せな記憶をそのための手段として使うのだ。意図しないときとは結果がまったくちがってくる。

これをしていると、以前するつもりだったのに時間がなくてできなかった親切を、ちゃんと思い出して実行できることに気づいた。

また、慈悲の瞑想《めいそう》をすると、瞑想後しばらくは思いやりが深まった感じがするだけでなく、余裕がなくてできなかった、人の手助けになることを実行しやすくなることにも気づいた。

オンラインによる慈悲の瞑想の調査で、八百九人の参加者を無作為に、慈悲の瞑想をする人と軽いエクササイズに参加する人に分けた。その後、お金を渡し、慈善団体に寄付する機会を与えると、瞑想をした人のほうがエクササイズをした人よりも、寄付をする傾向が強かったという結果が出ている。(注6)

「朱に交われば赤くなる」が科学的に正しい理由

心理学者のハリエット・オーバーとマリンダ・カーペンターは、生後十八か月の子ども六十人に、ティーポットのような日用品の写真を見せた。写真の背景には二体の木の人形が置いてある。

この実験のポイントは、人形の置きかたにあった。子どもたちは、人形同士がくっついて向きあい、愛や一体感を表現している写真か、人形同士が背中合わせになっているか人形一体だけの写真、あるいは人形のかわりに何の意味もないブロックが積まれた写真を見せられた。人形の置きかたが子どもたちの行動に影響するかどうかを調べようとしたのだ。

子どもたちは、一人ひとりが実験者としばらく遊んでから写真を見せられた。その直後に、実験者は部屋を出て、スティックの束を手にしてもどってくると、それを「うっかり」落としてしまう。それを拾うのを手伝ってくれる子どもはどのグループの子どもなのかを見ようというのだ。

その結果、人形が向きあっている写真を見た子どもたちのうち六〇パーセントは、自発的に（十秒以内に）拾うのを手伝ったが、ほかのグループの子どもたちは二〇パーセントしか手伝わなかった。これは、人形の置きかたで愛を表現する写真を見たあとは、別の置きかたの写真を見たあとよりも、親切な行動をする可能性が三倍高いということを意味している。(注7)

この結果は、子どもたちがいかにまわりに見えるものを感じとっているかを示している点でとても重要だ。**私たちが親切な行動を見せたり、何らかの形で愛や親切を表現したりするだけで、赤ちゃんもふくめた子どもの行動には影響が出るのだ。**

別のもっとわかりやすい研究では、子どもたちが二つのグループに分かれ、ボウリングをしている人のビデオを見せられた。優勝者が賞状をチャリティに出す場面を見るグループと、その場面は見せられないグループだ。

その後、子どもたち全員に賞状が渡されると、チャリティに出す場面を見た子どもたちのほうが、見ていないグループよりも自分の賞状を誰かに譲ろうとする割合が高かった。(注8)

別の実験では、子どもたちは二種類ある『名犬ラッシー』のビデオを見た。名犬ラッシーのシリーズは、一九六〇年代から七〇年代にとても人気があった有名な作品だ。私も子どものころ、テレビに釘づけになった思い出がある。ラッシーはコリー犬で、驚くような勇気と思いやりを発揮する。

子どもたちは、ラッシーの飼い主が子犬を助ける場面を見るグループと、その場面がないバージョンを見るグループに分けられた。その後、全員が得点を競うゲームで遊ぶが、その最中に子犬の悲しげな鳴き声が聞こえる。その場を離れるとゲームで失点してしまうのだが、子犬が救出される場面を見た子どもたちは、そうでない子どもたちよりも子犬を助けに行こうとした(注9)。

子どもは親切な子どもに影響を受けやすい。アリゾナ州立大学では、学校で教師の協力のもと、百二十四人の男女の子どもたちのやりとりを一学期のあいだ調査した。教師にはいつ子どもがほかの子を助けようとしたか、そのとき何をしたのかを記録してもらった。

次の学期に再び子どもたちを観察すると、向社会的（親切で人を助けようとする）とみなされた子どもと遊んだ子どもは、プラスの感情を感じることが増え、マイナスの感情が減ったことがわかった。研究者は、プラスの感情の増加によってこの子どもたち自身も向社会的になる可能性が高まったとしている。言いかえると、親切な子どもと遊んだ子は、同じく親切になるということだ(注10)。

親はたいてい逆の心配をする。悪影響のある子どもたちと遊んでいる場合だ。これは実際に起こりうる。私が子どものころ、しょっちゅう問題を起こしているグループとつきあっていたときには、「朱に交われば赤くなるぞ」と言われた。

私が生涯でただ一度、物を盗んだのはこのころのことだ。友人から「ちょろい」万引きを教わったのだ。十一月五日の、花火で遊ぶガイ・フォークス・デイが近づくころ、私たちはとある店に行き、コートの袖に花火を隠してそのまま店を出た。まだ防犯カメラのない時代のことだ。その後、私は本当に気持ち悪くなった。捕まるかもしれないという恐怖からではなく、盗みをしたという罪悪感からだった。もう二度とこういうことはしないと誓い、もうあの連中とはつきあえないと思った。

だが、**子どもは悪い影響を受けるように、いい影響も受けるものだ。**幸い私はまったくちがうタイプの友だちとつきあえるようになった。根が正直、親切で、健全な、しっかりした価値観を持った友人たちだ。

大学に進学した私は、スチュアートという友人から影響を受けた。彼は友だち思いで、困っている人にいつでも手を貸そうとしていた。それを見ると私まで高められた気分になったことを思い出す。彼は一度、母親から習ったという行動指針を教えてくれたことがあった。**「何かやさしいことを言えないなら、何も言わないほうがいい」**――この言葉は今でも私の心を離れず、私の人生観の一部となっている。

ちなみにスチュアートは大学で一、二を争う人気者だった。

なぜ職場で親切にすると、仕事の成果も上がるのか？

「部長がいい人なので、私も部下にもっとよくしようと思います」とビクトリアは言う。

親切は職場でもさざ波を広げる。管理職が部下に対して親切で敬意を持っていれば、部下も仕事を愛し、実際の仕事の成果も上がるのだ。

この経験をした人は多いはずだ。私が製薬業界で働いていたとき、一番いい仕事ができたのは、直属の上司が協力的で話しやすい人だったときだ。その人は、私が気持ちよく働き、必要なサポートを得られるようにわざわざ尽力してくれた。

こういう経験と同じ結果を出している研究がある。

バージニア大学マッキンタイア商学大学院のリチャード・ネトマイヤーは、婦人服とアクセサリーのチェーン店に勤める三百六人の店長の成績と仕事の満足度を評価した。同時に千六百十五人の現場スタッフの仕事に対する満足度と成績、五万七千六百五十六人の顧客の満足度も調べた。

その結果、店長の満足度に波及効果があることがわかった。それは現場のスタッフの満足度に影響し、それがさらに仕事の成果にも影響し、店を訪れた顧客が感じる満足度にまで影響していたのだ。七段階の満足度の調査で、店長の満足度が一段階上がると、顧客の支出が約五パーセント増えた。(注11)

満足している店員は顧客をよりいっそう大事にする。店長が店員に親切にして、助力を惜しまず、敬意を表し、サポートするほど、店員の満足度は高まる。そうした満足感と人を大事にしようとする気持ちは、社内で関係があるほかの人たちにも波及していくのだ。

カリフォルニア大学リバーサイド校のジョセフ・チャンセラーの研究は、親切が職場に広がることを裏づけている。研究では、実験の参加者を無作為に「与える人」（親切な行為をする人）と「受けとる人」（親切な行為をしてもらう人）、対照グループ（与えることも受けとることもしない）に分けた。

その結果わかったことがいくつかある。まず、与える人も受けとった人も共に幸せを感じたが、受けとった人はさらに「恩送り《ペイ・フォワード》」という形で、誰か別の人に親切にすることを選んだのだ。（注12）**親切は伝染するということだ。**

別の研究では、上司が親切で礼儀正しく、公正で、部下を尊重し、自分にも満足していると、部下は高揚を感じる傾向にあり、そこから親切が伝染していく可能性があることがわかった。それによって部下の姿勢はもっと前向きになり、人間関係もよくなり、組織へのコミットメントも強くなったという。

研究では、住宅用の木製ドアを販売し、年間の予算規模が二千五百万ユーロというイタリアの中規模企業で、百二十一人のボランティアの協力を仰いだ。研究者はマッシモ・カステッリという架空のリーダーを設定し、四つのシナリオを作った。その一つに、人に分けへだてなく接し、公平で、自己犠牲をいとわない、すばらしいリーダーというシナリオがあった。

このシナリオを読み、マッシモ・カステッリが部下を「礼儀と敬意、配慮」を持って扱い、「会社のために自分を犠牲にした」と感じた人は、胸があたたかくなり、筋肉がリラックスし（身体的な高揚感）、自分もいい人になりたいと感じ、他人にいいことをしたいと思ったと報告した。(注13)

親切は、どんな環境にいる人も元気にし、さらに親切を生むものだ。職場であれば、顧客をもっと満足させることにつながる。

たった一度のあなたの親切が、六十四人の人を救う

カリフォルニア大学サンディエゴ校の遺伝医学と社会科学の教授ジェームズ・ファウラーと、元ハーバード大学教授で現在はイェール大学の社会科学と自然科学の教授であるニコラス・クリスタキスは、波及効果について多くの研究をしている。

二人は、感情が社会的ネットワークにより伝染することを明らかにした。一人が幸せに感じると、まわりの人たちも幸せに感じ、さらにそのまわりの人たちも幸せに感じ、そのまわりも……というしくみだ。(注14) 二人は親切についても同じような研究を行い、その最初の科学的研究で、親切のさざ波がどれくらい波及するかを測定した。

そのために彼らが採用したのが、「公共財ゲーム」という実験経済学で使用されるゲームだ。このゲームでは、プレーヤーはそれぞれみんなが利用できる公共財に資金を出す。集まった金は何倍かに増やされ、プレーヤー全員に分配される。プレーヤーは、ゲーム終

了時に手持ち金を自分のものにできるので、たいていの場合、出資額が多い人と少ない人が出てくる。出資額が多い人は、一般に全員が得することを考えているとされ、向社会的だとみなされる。

ふつうはそれぞれの出資金額は人に明かさないことになっているが、ファウラーとクリスタキスはほかのプレーヤーが出した金額がわかるようにした。公共財のための資金に誰かが平均よりも大きな貢献をした場合、つまり誰かが人より親切にしようとしたときの反応を調べようとしたのだ。

ゲームは参加者を毎回変えて何回か行い、参加者それぞれが毎回別のプレーヤーとゲームを行うようにした。

その結果、一人がほかの人よりも大幅に高い金額を出すと、同じゲームに参加していたプレーヤーは、次のゲームで平均以上の金額を出すことがわかった。一人の人間の親切は、ほかの人がその例にならうきっかけとなったのだ。それだけではない。その親切は、続く何回かのゲームに波及したのだ。ファウラーとクリスタキスの計算では、波及効果は「三次の隔たり」、つまり最初に平均以上の金額が出されてからさらに三回のゲームにまで及んだ。(注15)

これは、実生活でも起きていることだ。ふつうの親切行為でも、助けられた本人以外に広がっていくものなのだ。

ファウラーとクリスタキスのいう **「三次の影響ルール」** を実生活に当てはめてみよう。私たちが親切にすると、影響を受けた誰かが親切になり（一次）、その誰かから影響を受けた人が親切になり（二次）、その人から影響を受けた人が親切になる（三次）ということだ。もちろん、現実には一度に一人以上の人に影響を与えるので、その人たちもさらに多くの人たちに影響を与えると、ファウラーとクリスタキスは指摘している。

平均すると、あなたが親切な行動をすると、四人の人に影響を与え、その四人はそれぞれが四人ずつに親切にして影響を与え、その人たちがさらに四人ずつに影響を与える。すると、**あなたはたった一度の親切な行動で、間接的に六十四人を助けることになる（四×四×四）。その大部分は一生会うことのない人たちなのだ。**

つまり、あなたはある日、知らないうちに何十人、いや何百人もの人に影響を与えている可能性があるのだ。それは池に投げた小石が、水面に浮かぶ何十あるいは何百ものスイレンの葉を持ち上げるのと同じことなのだ。

世界最大の腎臓ドナーチェーンが起こした奇跡

二〇一五年三月二十六日、ウィスコンシン州ウォーソーに住む七十七歳のミツィ・ネイエンスは、フィラデルフィア州のマット・クレーンから腎臓の提供を受けた。マットの妻のミシェルは、別のドナーから腎臓移植を受けていた。

ミツィは、一人の利他的なドナーからはじまり、三十四組がつながった腎移植チェーンの最後の鎖の環になった。二十六もの病院がかかわったこのチェーンは、三か月間でアメリカ全土をめぐり、腎臓ドナーチェーンとしては世界最長になった（注16）。

腎臓ドナーチェーンは、誰かが腎臓移植を受けると、その家族か友人が、ほかに誰か必要としている人に自分の腎臓を提供するというしくみだ［訳注：日本では日本移植学会倫理指針により生体腎移植のドナーは原則、六親等内の血族、配偶者と三親等内の姻族にかぎられ、他人からの提供は移植学会の承認を必要とする］。患者の家族や友人に生体腎移植の適合者がいないときに、「恩送り《ペイ・フォワード》」の約束をするのだ。

腎臓の提供を受ける人の家族か友人も同じように、自分の腎臓を他人のために提供する約束をする。それによって腎臓の提供を受けた人の家族か友人がまた同じ約束をする、という具合で、このつながりは提供者の病気などの理由で連鎖がとぎれるまで続く。

ミツィにつながるチェーンの先頭になった利他的なドナーは、ミネアポリスの弁護士、ケイシー・ハートだ。彼女がドナーになろうと思ったのは、ヨガのインストラクターの息子が腎移植を必要としていたが、自分は適合しそうになかったためだ。そこで彼女はナシヨナル・キドニー・レジストリー（NKR：全米腎登録センター）[注17]に登録し、適合する人に自分の腎臓を提供することにした。彼女の腎臓を受けとったのは、ウィスコンシン州プリマスのペギー・ハンスマンだった。

NKRを設立したのは、ジャン・ヒルとギャレット・ヒルの夫妻だ。十歳の娘が突然、腎不全と診断され、家族のなかで腎臓移植の適合者が見つからず、苦労の末ようやくドナーを見つけた経験があった。娘は二〇〇七年に二十三歳のいとこから腎臓を移植された。

NKRは「世界で生体腎移植の質、スピード、件数を増やすことで、腎不全の人々の命を救い、生活を改善する」ことを使命とし、「世界中の適合性の低い、あるいは不適合の生体腎ドナーが、共通の登録制度を通じて六か月以内に適合性の高いドナーを見つける」ことをめざしている。つまりこの団体は、ドナーが早く見つからずに愛する人を失う家族がなくなるようにという、親切な心から作られたのだ。

創設者のギャレット・ヒル自身、NKRがコーディネートした最初の腎臓ペア交換プログラムで片方の腎臓を提供した。彼の提供した腎臓からはじまった連鎖で、八人が腎臓移植を受けた。

腎臓ドナーチェーンは本当によくできたシステムで、気配りと思いやり、親切があふれている。かかわっているのはドナーとレシピエントだけではない――手術には外科医、看護師、サポートスタッフのチームが必要だ。また、遠く離れた病院まで腎臓を運ぶチームも必要だ。**みんなが共通の目的を持ち、みんながとびきりの親切行動を目の当たりにして高揚を感じるのだ。**

ドナーチェーンは毎回、多くの命を救うが、それだけではない。当事者であるドナーとレシピエントから家族や友人まで、連鎖にかかわった数えきれない人々の心を高揚させる。みな、愛する人の命を救ったのはたった一つの親切な行為からはじまった連鎖であることを知っているのだ。

「情けは人のためならず」は本当だった!

親切がめぐりめぐって自分にもどってくるのはめずらしいことではない。単純に考えてみよう。あなたが何か自分の環境をよくする親切なことをすれば、その環境で生きているあなたは当然得をする、ということだ。それを友人に話すと、こういう答えが返ってきた。
「プールでおしっこをしちゃったら、自分もその水で泳がなきゃならないみたいなこと?」

そうとも言えるかもしれない!

もっとも誰でも、**「自分がしたことは自分に返ってくる」**とか、**「情けは人のためならず」**という言葉は耳にしたことがあるだろう。人は他人を助ける人を助けようとするものだ。親切が、親切をしたあなたを助けにもどってきても意外ではないのだ。

あるあたたかな日、ハイキングをしていたハワード・ケリーという若者が、とある農家のドアをノックし、水を一杯いただけませんかと頼んだ。応対に出た若い女性は親切心で、水ではなく牛乳を出した。ハワードはとても感謝した。

それから何年も経ち、一流の医者になっていた彼は、ある日、牛乳を出してくれたあの女性が、自分の働いている病院で治療を受けていることに気づいた。

彼女には高額の治療費が払えそうにないことを知ると、彼は彼女への請求書を手に入れ、大きく手書きで「牛乳一杯により全額支払い済み」と書きこみ、サインした。

ケリー博士はいろいろな親切をしたことで知られ、アメリカ初の医学研究大学であるジョンズ・ホプキンズ医科大学の四人の創設メンバーの一人でもある。彼は高額の治療費を請求するのでも有名だったが、その収入の大半を治療費を払えない患者のために使っていた。(注18)

こうして、親切のさざ波は広がっていく

親切にはまちがいなく波及効果がある。私たち一人ひとりがそのプロセスに手を貸したいのなら、自分が目にしたり、受けとったり、自分がしたりした親切について、人に話すことだ。親切について語る会を立ち上げ、自分の経験をほかの人に話すのもいい。SNSで動画をシェアしてもいい。親切な行動を目にしたり、知ったりすることで高揚を感じる人が増えれば増えるほど、さざ波を広げることができるのだ。

あなたが一歩を踏み出すきっかけになる話をしよう。

七年前、私は仲間と立ち上げた慈善団体で働いていた。(注19)大半のメンバーは活動に手持ちの金をつぎこみ、しまいには金欠状態になってしまった。

あるとき、私はその週のバス代をどうやって工面しようかと頭を悩ませていた。ちょう

どそのとき、ポストに封筒が届いた。なかには二十ポンドと「がんばって！」とだけ書かれたメモが入っていた。このあたたかい親切に、私は涙が出るほど感激した。まるで宝くじが当たったような気分だった。これを送ってくれた人の見当はついていたのだが、何も言わなかった。相手は名前を伏せておきたいのではないかと思ったからだ。

その人は自分の親切が本に書かれて、何千、何万もの人の心を打つことになるとは思ってもみなかっただろう！

池に投げこまれた小石は例外なくさざ波を起こす。親切もかならず同じ効果を生む。

私はいつも親切にしようとしているが、ある日突然、親切は大事だと思い至ったわけではない——少しずつ学んだのだ。前にも述べたが、私にとっては母がいい手本だった。たいていの人は共感してくれると思う。**みんなほかの人たちから学ぶのだ。それなら、あなたが親切の手本になって、ほかの人に学んでもらってはどうだろうか。**

第五の副作用

親切は、伝染する

「私はドロシーという年配の友人を車で迎えに行くところでした。途中の丘の急な坂の下まで来ると、大きなテレビを抱えて坂をエッチラオッチラ登ろうとしている人がいました。

私は車を停めて、乗りませんかと声をかけました。彼はとても喜びました。二人でテレビを車に積んで、丘を登り、反対側に下りました。テレビを車から出したところで、彼は助けてくれたお礼にとお金を差し出しました。私をタクシーの運転手だと思ったのかもしれません。

私は断りましたが、彼がしつこいので、取引を持ちかけました。『お金を私に渡すかわりに、誰かに親切にしてあげてください。恩返しではなく、恩送りですよ』

彼は、それはいいと納得しました。私たちは挨拶を交わして別れ、私はドロシーを迎えに行きました。

十分後くらいに、ドロシーを乗せて同じ場所にもどってくると、同じ男がテレビを抱えて丘を登っているのが見えました。

私は彼の横に車を停めて、何をしているのかと尋ねました。

『こいつを返そうとしているんだよ！』と彼は答えました。

その男はテレビを盗んでいたのです。

――トム」

トムの話には笑えた。トムによると、その男はわざわざテレビを返そうとしている自分に無性に腹を立てていたが、それでもそれが正しいことだとわかっていたという。男は明らかにトムに感化されたのだ。

親切の話なら、いくらでもできる。もう少し紹介しておこう。

「最近、ティリコールトリー（スコットランド中部の村）のアウトレットストアに行きました。
私は小さな傘とテーブルクロスを選び、プレゼントにするつもりでした。テーブルクロスのお金は払いましたが、家に帰ってから、傘のお金を払っていないことに気づきました。その店にまたわざわざ時間をかけて行くのはいやだったので、小切手を送りました。店から何か言ってくるとは思っていませんでした。
二週間後、店長から電話がかかってきました。私が小切手を送ったことに、心底驚いていました。彼は店側で注意が足りなかったことを詫《わ》び、私が正直に支払いをしたことにお礼を言い、なんと小切手を返してくれたのです！

――ジョー」

数年前、エリザベスと私は引っ越そうとしていた。大した距離ではなかった。道のちょっと向こうまでという感じだったので、わざわざバンを借りたり、引っ越し業者に頼んだりすることもないと思った。自分の車にいろいろな箱やら何やらを積みこんで、新居まで運び、荷物を下ろし、階段の上まで運ぶ作業を十回くり返したとき、ようやく自分たちは浅はかだったと思い知った。

作業は朝七時半にはじめ、午後五時にはソファ二脚を運ぶだけになった。前日には、このソファは二人で簡単に運べると思っていたが、このときになってみると、そんなにうまくいかないことがわかった。

一脚目を二人で運びはじめたが、一〇メートルごとに休憩した。エリザベスは体の大きさが私の半分ぐらいしかないので、とくにきついようだった。五〇メートルほど行ったところで、道を歩いていた男性が立ち止まり、トニーと名乗り、手伝おうと言ってくれた。彼は私たちの引っ越し先のアパートの隣人であることがわかったので、そこから先はトニーと私で運ぶことになった。彼にとっては大した距離ではなかったようだが、私たちにとっては大ちがいだった。

だが、まだ一脚残っていた。最初よりは小さい二人がけソファだが、運ばなければならない。十五分後、また同じことのくり返しになった。道をヨタヨタ運びながら、一〇メートルおきに休憩した。

今度は八〇メートルほど進んだところで白いバンが停まり、二人のポーランド人男性が飛び出してきた。英語はいっさい話さなかったが、愛想よくジェスチャーをして、ソファを持ち上げた。私たちは、道みちうなずいたり、微笑《ほほえ》んだりしながらアパートまで運んでいった。アパートに着くと、エリザベスはあちこちのドアを開けて押さえ、みんなでどうにか角を何か所か曲がり、階段をのぼった。ポーランド人たちは何も言わずに居間まで運んでくれた。床に下ろすと、にっこりとうなずいただけで、外に出ていった。

私たちは感謝の気持ちでいっぱいで、感動のあまり涙を流していた。このときのことはぜったいに忘れない。

「今日、妹と私は、エジンバラのプリンセス通りの路上で物乞いをしている、片足のないおばあさんを見かけました。

近づくと、おばあさんは鳩《はと》に餌をやっていました。鳩が食べやすいようにパンをちぎってやっていました。自分の持ち物はほとんどないのに、まわりの生き物の世話をしていたのでした。

私たちは心を打たれて、少しお金をあげました。彼女は私たちの手を握り、すばらしい人たちだと言いました。あなたもすばらしい人です、と返しました。あんな目を見たことがありません。本当にきらめくような愛があふれた目でした。人間同士がふれあった、とびきりの瞬間でした。

——エムズ(注20)」

一条の光が世界を照らす

数年前、友人のキムと夫のシンクレアは、息子のカルムを髄膜炎で亡くすという悲劇に襲われた。

「あれほど暗い日々はなかったわ」とキムは言う。「そのころの私にとって、世界は希望のない場所でした。私は息子と一緒に自分の人生を愛するすべも失ってしまいました」

どんな両親にとっても最悪の悪夢だ。だが、家族や友人、知らない人からの親切が希望を与えてくれた。二人は親切で心にしみるメッセージをたくさん受けとった。友人たちは訪ねてきてお茶をいれたり、買い物に行ったり、手伝いを申し出たり、できるだけ助けになろうとしてくれた。知らない人から手紙が届くこともあった。それまで挨拶をする程度だった近所の人がハグしてきたりもした。

「私たちが髄膜炎の研究のために募金をしているのを聞くと、親切の輪は世界中に広がりました。（カルムがファンだった）『ザ・フラテリス』というロックバンドは、大事なギターと絵とドラムヘッド（ドラムの打面の皮）をプレゼントしてくれたうえ、私たちのために大事な時間を割いてくれました。私が彼らに会いに行って車をレッカー移動されたときには、保管所から出す手続きをしてくれました。息子の友人たちに会いたいと言い、髄膜炎トラストの活動も宣伝してくれて、自分たちのアルバムをカルムに捧《ささ》げてくれました。

ほかにも、募金に協力して、私たちの体を気づかってくれた人たちが大勢いました」

あるアメリカ人男性は、ザ・フラテリスのグッズが当たるコンテストに出場し、キムとシンクレアに賞品を送って募金活動に貢献しようとした。イングランドに住む女性は、自分のザ・フラテリスのグッズのコレクションの一部を夫妻に送ってくれた。

「こうした親切は、とてつもなく深い悲しみや嘆きに包まれていた私たちの心に届きました。一条の光がさして、そのおかげで一日一日を何とか生きていくことができました。この世の中はひどいところではないと感じられるようになっていきました。これほどあふれるような愛と親切を受けたことはありません。

わざわざ時間を割いて私たちのために手紙を書いたり、パンを焼いたり、買い物をしたり、掃除をしてくれたりした人たちは、私たちのヒーローです。私たちがどうしているかを訊《き》いてくれて、心から心配してくれた友人、電話で私のすすり泣きを何時間も聴いてくれた友人には感謝してもし尽くせません。でも、そういう親切がどれほどの力を持っていたかを、ぜひみんなに知ってほしいのです。

みんなの親切は、私の心にもう一度火をともしてくれました。私の心の奥深いところにふれて、世界への信頼を取りもどしてくれました。これは軽く受けとってもらっては困ります。なぜならカルムの死で、私にはそれまで信じていたことすべてが信じられなくなっていたからです。

ケーキを焼いて、うちの玄関にそっと置いてくれた女性は、そのことがどれほど意味を持っていたか、気づいていないのではないかと思います。

親切にはそれほど強い力があるのです。誰もが一週間に一つの親切をするという約束を実行するなら、どれほどの光がこの世を照らすことになるか、想像してみてほしいと思います。

――キム」

この章のまとめ

◉気がついていないだけで、親切の「波及効果」「ドミノ効果」は毎日起きている。親切な行動はそれを目撃した人の気分を高め、別の人にもその親切を伝えようという気にさせ、ほかの人たちの気分まで高めていく。

◉子どもたちはきちんと、まわりに見えるものを感じとっている。私たちが親切な行動を見せたり、何らかの形で愛や親切を表現したりするだけで、子どもの行動には影響が出る。つまり、子どもたちも親切になる。

◉職場でも、親切を波及させることはできる。そして、親切があふれている職場では、仕事の成果も上がる。

◉たった一度の親切な行動をするだけで、「三次の影響ルール」が働き、間接的に六十四人を助けることにつながる。

◉あなたが親切の手本になって、ほかの人に学んでもらおう。親切な行動を目にしたり、知ったりすることで高揚を感じる人が増えれば増えるほど、親切のさざ波を広げることができる。

◉「情けは人のためならず」という言葉があるが、これはそのとおりだ。今すぐ親切な行為にチャレンジし、その「副作用」を味わおう。

第五の副作用

親切は、伝染する

おわりに

どんな親切にも意味がある。私たちが助ける人々にとって意味があるのだ。

親切には副作用もある。親切は人を幸せにし、心臓のためになり、老化を遅らせ、人間関係をよくして伝染することをわかっていただけたと思う。

親切をしたことで得をすると知っているなら、親切は自己中心的な行為になるという人がいる。この問題は消えることがないだろう。だが、この議論のせいで親切をやめてはいけない。どんな理由であれ、親切は成果を生むのだ。

親切をするとき、何かが働く。心をあたため、高める力だ。

親切には、私たちが親切にする理由より大きな意味がある。私たちの議論も、哲学も、宗教も超える意味がある。親切は世界普遍だ。

マーク・トウェインが書いたように、「親切は耳の聞こえない人にも聞こえ、目の見えない人にも見える言語」なのだ。

親切は私たちをつなげる。人とつながることを健全なこととした進化の結果でもある。親切は正当なことなのだ。

最近、出勤途中にいつもコーヒーを買う人の話を読んだ。その人は、通りすがりのホームレスの男性にもコーヒーとサンドイッチを買っていた。たいていは、数杯分のコーヒー代を前払いし、ホームレスの人が日中、店に立ち寄り、熱いコーヒーを飲めるようにしていた。

ある朝、いつものようにコーヒーとサンドイッチを買おうと店に入ると、店員から「もうコーヒー代はいただいています」と言われた。

ホームレスの男性、ダニエルは、宝くじのスクラッチカードで二十ポンド当たり、まずいつも自分のコーヒー代を支払ってくれる男性にコーヒーをおごったのだった。(注1)

一見するとささいなこと――ちょっとしたやりとりや微笑《ほほえ》み、手助けといったことが大きな影響を生む。人の気持ちをあたたかくする。親切はそのようにして人間社会の骨組みを作っている。家族、友人、地域社会を結びつけるのだ。

親切は心を明るくする。高揚感をもたらす。自分という人間について、生きるということについて、思い出させてくれる。

何をすべきか、どの方向を向けばいいのかわからなくなったら、親切をしよう。親切はいつでも正しいことだから。いつでも正しい道だから。

謝辞

本書に貴重な貢献をしてくださった次のみなさんに感謝します。

私の執筆中に愛と支え、役立つアドバイスを惜しまず、そしてときに長いあいだ辛抱強くつきあい、がまんしてくれたエリザベス・カプローニに。

今回も魔法のように私の草稿を完成した作品に仕上げ、私をいくらかでも作家といえるようにしてくれた編集者のリジー・ヘンリーに。

第一稿をくまなく読み、貴重なフィードバックとするどい意見で本書を大幅にグレードアップしてくれたアン・ハッチンソンとジョー・ヘイズに。

本書の執筆のため朝から通っていた私に理想的な仕事場を提供してくれた、スターリング市のカフェ・ネロのスタッフのみなさんに。そしてとびきりおいしいコーヒー（とブルーベリーマフィン）を出してくれる会社、カフェ・ネロに。

主宰するフェイスブックのグループ「The delight of Kindness!」から本書に体験談を提供し、自身が輝かしい親切のモデルになっているエムズ・ハリントンに。

また、本書で取り上げた親切のエピソードだけでなく、ページの都合で取り上げられなかった感動的なエピソードを提供してくださったすべての方に。

私が強調したかったポイントをわかりやすくすばらしいイラストにしてくれたベサニー・リベット＝カーナックに［編集部注：邦訳版にはイラストは入っていません］。

執筆中に私をはげまし、必要なときにご意見番になってくれたロバート・ホールデンに。

親切の力を教え、手本になってくれた母に。

最後になったが、大切な愛犬オスカーに。二〇一四年十一月にあの世に旅立ったが、今の私があるのは彼のおかげといっていい。

一週間の親切チャレンジ

毎日一回、一週間続けて親切をしてみよう。人を笑顔にし、元気にするつもりで――それで変化が生まれるつもりで、挑戦してみてほしい。

楽しく実行できて、自分もほかの人も成果を得られるように、いくつかの基本ルールを作った。

ルール① 毎日ちがう親切をすること。同じことを別の日にしてもかまわないが、二度目以降はカウントしない。

ルール② 少なくとも一回は、自分の安全地帯を出る努力をすること――少し背伸びをしてみる。

ルール③　少なくとも一回は、匿名で親切をすること。つまり、あなたがしたとはぜったいに気づかれないようなことをする。そのことを誰にも話してはいけない。

さらにやる気があれば、三週間のチャレンジもしてみよう。

自分でできる五十の親切な行為リスト

- □お年寄りに、「買い物袋を持ちましょうか」と声をかける。
- □スーパーのレジの行列で自分の前に人を入れてあげる。
- □駐車チケットを一枚よけいに買い、次の人の目につくようにパーキングメーターの上に置いておく。
- □映画のチケットを二枚よけいに買い、受付の人に誰か喜んでくれそうな人にあげてくださいと頼む。
- □コーヒーショップのレジにお金を預け、店長にお客のコーヒー代として全額使ってほしいと頼む。
- □店員に「ありがとう」と言う。
- □運転中に誰かに割りこまれても、にっこりして、手で道を譲る合図をする。
- □人がいやがっている雑用を、その人にかわって行う。

□誰かをほめる。
□誰かにお礼状を書く。
□ドッグシェルターから犬を引きとる。
□スーパーのネット注文を利用して、困っている家庭に食品を届ける。
□慈善団体にボランティアメンバーとして参加する。
□友人や家族、親戚の子どもを数時間預かる。
□ホームレスの人のために食べ物を買う。
□誰かの誕生日に電話をして、電話口で「ハッピーバースデー」を歌う。
□バスや電車でお年寄りに席を譲る。
□海外の子どもの支援のため継続的に寄付をする。
□困っている人の味方になる。
□慈善団体に寄付をする。
□新聞の個人広告欄に、みんなにとっていい日になりますようにとメッセージを出す。
□自分では買い物ができない人のために何か買ってきましょうかと声をかける。
□愛する人のために朝食を作り、ベッドに運ぶ。

□誰かのためにプレゼントを買う。
□お金のない人に食事をおごる。
□街でビラを手渡されたら、受けとって、にこやかに礼を言う。ビラにはかならず目を通す。
□お釣りをもらいすぎたら、店に返す。
□献血する。
□人生に影響を与えてくれた人に感謝の手紙を書き、目の前で声に出して読み、手渡す。
□オフィスで自分のコーヒーをいれに行くときは、まわりの同僚にも持ってきましょうかと声をかける。または何も言わずに誰かの分も持ってくる。
□夜、誰かを誘って遊びに出かける。
□いいサービスを受けた会社宛に、クリスマスにチョコレートを贈る。
□年配の人に花を贈る。
□お年寄りのところに行き、話を聴く。
□愛する人や友人が本当に望んでいるものを見つけ、それを提供する。
□誰かに本を買ってあげる。
□誰かに、元気そうですねと声をかける。

□お菓子の詰め合わせを買い、人に配る。
□感謝すべき人のためにパーティを開く。
□近所に住むお年寄りの家で庭の手入れを手伝う。
□学校や大学の恩師にカードを送り、恩師から人生に大きな影響を受けたことを伝える。
□自分の働く会社の新入社員や、近所に引っ越してきた人を、ランチに誘って歓迎する。
□ペットフードを買い、ペットフード寄付ボックスに入れる。
□あとから来る人のためにドアを開けて押さえておく。
□いいサービスを提供してもらった会社にお礼状を出す。
□お金を必要としている人の財布やポケットにお金をこっそり入れ、気づいたときに自分がまちがえて入れていたと思えるようにする。
□誰かをハグする。
□誰かのために詩を書いたり、歌を作ったりする。
□ユーチューブやフェイスブック、その他のソーシャルメディアで感動したり、笑えたりする動画やコンテンツを探し、必要としている人に送る。
□誰かに親切なことをしてもらったら、別の誰かに親切にする。恩を返すより送ろう。

原注、参考文献

第一の副作用

（1）S.Lyubomirsky, C.Tkach and K.M.Sheldon, 'Pursuing sustained happiness through random acts of kindness and counting one's blessings: tests of two six-week interventions', Department of Psychology, University of California, Riverside, Unpublished data, 2004
https://positivepsychologyprogram.com/random-acts-kindness/ も参照。

（2）S.K.Nelson, K.Layous, S.W.Cole and S.Lyubomirsky, 'Do unto others or treat yourself? The effects of prosocial and self-focused behavior on psychological flourishing', *Emotion* 2016, 16(6), 850-61

（3）M.F.Steger, T.B.Kashdan and S.Oishi, 'Being good by doing good: daily eudaimonic activity and well-being', *Journal of Research in Personality* 2008, 42(1), 22-42

（4）E.W.Dunn, L.B.Aknin and M.I.Norton, 'Spending money on others promotes happiness', *Science* 2008, 319(5870), 1687-8

（5）L.B.Aknin, J.K.Hamlin and E.W.Dunn, 'Giving leads to happiness in young children', *PLoS ONE* 2012, 7(6), e39211

（6）L.E.Alden and J.L.Trew, 'If it makes you happy: engaging in kind acts increases positive affect in socially anxious individuals', *Emotion* 2013, 13(1), 64-75

（7）パッチは自身のサイトでこう記している。「ゲズントハイト・インスティテュートとは、個人の健康は家族、コミュニティ、社会、そして世界全体の健康と不可分の関係にあるという信念をもとにした、ホリスティック医療のための非営利組織です。『病院』という概念そのものを見直し、認識し直すことを使命としています」

（8）Allan Luks and Peggy Payne, *The Healing Power of Doing Good: The Health and Spiritual Benefits of Helping Others*, iUniverse, 2001

（9）うつの治療のために行われた道徳療法については以下を参照。
T.Taubes, '"Healthy avenues of the mind": psychological theory building and the influence of religion during the era of moral treatment', *American Journal of Psychiatry* 1998, 155(8), 1001-8

（10）'Mental capital and wellbeing: making the most of ourselves in the 21st century', Government Office for Science, 2008 https://www.gov.uk/government/uploads/system/uploads/attachment_data/file/292453/mental-capital-wellbeing-summary.pdf（2016 年 10 月 19 日著者閲覧）

(11) M.A.Musick and J.Wilson, 'Volunteering and depression: the role of psychological and social resources in different age groups', *Social Science and Medicine* 2003, 56(2), 259-69

(12) E.A.Greenfield and N.F.Marks, 'Formal volunteering as a protective factor for older adults' psychological well-being', *Journals of Gerontology, Series B:Psychological Sciences and Social Sciences* 2004, 59(5), S258-64

(13) E.Kahana, K.Feldman, C.Lechner, L.Midlarsky and B.Kahana, 'Altruism and volunteering: effects on psychological well-being in the old-old', Paper presented at the Gerontological Society of America 57th Annual Scientific Meeting, Washington, DC, 2004

(14) K.I.Hunter and M.W.Linn, 'Psychosocial differences between elderly volunteers and non-volunteers', *International Journal of Aging and Human Development* 1980-81, 12(3), 205-13

(15) Dacher Keltner, *Born to Be Good: The Science of a Meaningful Life*, W.W.Norton & Company, 2009
上記のなかで、著者ケルトナーは、心理学者のリチャード・デビッドソン教授がチベット仏教僧の前頭葉の活性度を計測したとき、活性度が「測定限界を超えた」ことを記している。

(16) B.L.Fredrickson, M.A.Cohn, K.A.Coffey, J.Pek and S.M.Finkel, 'Open hearts build lives: positive emotions, induced through loving-kindness meditation, build consequential personal resources', *Journal of Personality and Social Psychology* 2008, 95(5), 1045-62

(17) M.Mongrain, J.M.Chin and L.B.Shapira, 'Practicing compassion increases happiness and self-esteem', *Journal of Happiness Studies* 2011, 12(6), 963-81

(18) R.A.Emmons and M.E.McCullough, 'Counting blessings versus burdens: an experimental investigation of gratitude and subjective well-being in daily life', *Journal of Personality and Social Psychology* 2003, 84(2), 377-89
この論文には 2 週間の実験結果も記載されている。

(19) Robert A.Emmons, *Thanks!: How the New Science of Gratitude Can Make You Happier*, Houghton Mifflin Harcourt, 2007

邦訳は『Gの法則　感謝できる人は幸せになれる』（ロバート・A・エモンズ著、片山奈緒美訳、サンマーク出版、2008年）

第二の副作用

（1）N.Magon and S.Kalra, 'The orgasmic history of oxytocin: love, lust, and labor', *Indian Journal of Endocrinology and Metabolism* 2011, 15(S3), S156-61

（2）https://en.wikipedia.org/wiki/Oxytocin

（3）C.Crockford, T.Deschner, T.E.Ziegler and R.M.Wittig, 'Endogenous peripheral oxytocin measures can give insight into the dynamics of social relationships: a review', *Frontiers in Behavioral Neuroscience* 2014, 8, 68

（4）M.Jankowski, T.L.Broderick and J.Gutkowska, 'Oxytocin and cardioprotection in diabetes and obesity', *BMC Endocrine Disorders* 2016, 16(1), 34
M.Jankowski, A.Gonzalez-Reyes, N.Noiseux and J.Gutkowska, 'Oxytocin in the heart regeneration', *Recent Patents on Cardiovascular Drug Discovery* 2012, 7(2), 81-7

（5）Jankowski, Broderick and Gutkowska（前掲4）に記載。

（6）F.Houshmand, M.Faghihi and S.Zahediasl, 'Role of atrial natriuretic peptide in oxytocin induced cardioprotection', *Heart, Lung and Circulation* 2015, 24(1), 86-93

（7）A.Argiolas and M.R.Melis, 'Oxytocin-induced penile erection. Role of nitric oxide', *Advances in Experimental Medicine and Biology* 1995, 395, 247-54

（8）一酸化窒素の概要と作用についてはルイス・イグナロ博士のインタビュー映像がわかりやすい。
たとえば https://www.youtube.com/watch?v=FsA04n2k6xY&t=31s など。

（9）Dr.Louis Ignarro and Dr.Andrew Myers, *The New Heart Health: Discover the Power of the Endothelium*, HealthWell Ventures, 2013

（10）ここに挙げた代表的な回答は、私のワークショップの参加者から得たものだ。

（11）J.A.Silvers and J.Haidt, 'Moral elevation can induce nursing', *Emotion* 2008, 8(2), 291-5

（12）L.J.Seltzer, T.E.Ziegler and S.D.Pollak, 'Social vocalizations can release oxytocin in humans', *Proceedings of the Royal Society B: Biological Sciences* 2010, 277(1694), 2661-6

(13) R.White-Traut, K.Watanabe, H.Pournajafi-Nazarloo, D.Schwertz, A.Bell and C.S.Carter, 'Detection of salivary oxytocin levels in lactating women', *Developmental Psychobiology* 2009, 51(4), 367-73

(14) K.M.Grewen, S.S.Girdler, J.Amico and K.C.Light, 'Effects of partner support on resting oxytocin, cortisol, norepinephrine, and blood pressure before and after warm partner contact', *Psychosomatic Medicine* 2005, 67(4), 531-8

(15) 以下の論文にはオキシトシンを分泌させる方法が複数挙げられている。
C.Crockford, T.Deschner, T.E.Ziegler and R.M.Wittig, 'Endogenous peripheral oxytocin measures can give insight into the dynamics of social relationships: a review', *Frontiers in Behavioral Neuroscience* 2014, 8, 68

(16) T.W.Smith, C.Berg, B.N.Uchino, P.Florsheim and G.Pearce, 'Marital conflict behavior and coronary artery calcification', Paper presented at the American Psychosomatic Society 64th Annual Meeting, Denver, CO, 2006
J.K.Kiecolt-Glaser, T.J.Loving, J.R.Stowell, W.B.Malarkey, S.Lemeshow, S.L.Dickinson and R.Glaser, 'Hostile marital interactions, proinflammatory cytokine production, and wound healing', *Archives of General Psychiatry* 2005, 62(12), 1377-84

(17) R.Singh, S.Devi and R.Gollen, 'Role of free radical in atherosclerosis, diabetes and dyslipidaemia: larger-than-life', *Diabetes/Metabolism Research and Reviews* 2015, 31(2), 113-26

(18) A.Szeto, D.A.Nation, A.J.Mendez, J.Dominguez-Bendala, L.G.Brooks, N.Schneiderman and P.M.McCabe, 'Oxytocin attenuates NADPH-dependent superoxide activity and IL-6 secretion in macrophages and vascular cells', *American Journal of Physiology:Endocrinology and Metabolism* 2008, 295(6), E1495-501

(19) Dr.Mimi Guarneri, *The Heart Speaks: A Cardiologist Reveals the Secret Language of Healing*, Simon & Schuster, 2006
邦訳は『心臓の声を聴け　患者とつむぐ心臓病と癒しの物語』(ミミ・ガルネリ著、上塚芳郎監訳、ケイ洋子訳、創元社、2011年)

(20) G.N.Levine, K.Allen, L.T.Braun, H.E.Christian, E.Friedmann, K.A.Taubert, S.A.Thomas, D.L.Wells and R.A.Lange, 'Pet ownership and cardiovascular risk: a scientific statement from the American Heart Association', *Circulation* 2013, 127(23), 2353-63
上記論文に、複数の研究の概要がまとめられている。

(21) E.Friedmann and S.A.Thomas, 'Pet ownership, social support, and one-year survival

after acute myocardial infarction in the Cardiac Arrhythmia Suppression Trial (CAST)', *American Journal of Cardiology* 1995, 76(17), 1213-7

(22) E.Callaway, 'Pet dogs rival humans for emotional satisfaction', *New Scientist*, 14 January 2009

(23) E.B.Raposa, H.B.Laws and E.B.Ansell, 'Prosocial behavior mitigates the negative effects of stress in everyday life', *Clinical Psychological Science* 2016, 4(4), 691-8

(24) Allan Luks and Peggy Payne, *The Healing Power of Doing Good: The Health and Spiritual Benefits of Helping Others*, iUniverse, 2001

(25) G.Affleck, H.Tennen, S.Croog and S.Levine, 'Causal attribution, perceived benefits, and morbidity after a heart attack: an 8-year study', *Journal of Consulting and Clinical Psychology* 1987, 55(1), 29-35

(26) Robert A.Emmons, *Thanks!: How the New Science of Gratitude Can Make You Happier*, Houghton Mifflin Harcourt, 2007
邦訳は『Gの法則　感謝できる人は幸せになれる』（ロバート・A・エモンズ著、片山奈緒美訳、サンマーク出版、2008年）

(27) K.C.Light, K.M.Grewen and J.A.Amico, 'More frequent partner hugs and higher oxytocin levels are linked to lower blood pressure and heart rate in premenopausal women', *Biological Psychology* 2005, 69(1), 5-21

第三の副作用

（1）私は何回か、講演中に参加者に質問してみた。食事と生活習慣が健康に影響すると思う人の挙手を求めると、全員が手を挙げた。さらに、老化スピードは遺伝によって決まっていると思う人の挙手を求めると、半数以上（ときには大多数）が挙手した。そこで、私は「ほとんど」の人はそう思っていると判断した。

（2）C.Elabd, W.Cousin, P.Upadhyayula, R.Y.Chen, M.S.Chooljian, J.Li, S.Kung, K.P.Jiang and I.M.Conboy, 'Oxytocin is an age-specific circulating hormone that is necessary for muscle maintenance and regeneration', *Nature Communications* 2014, 5, 4082

（3）N.Gassanov, D.Devost, B.Danalache, N.Noiseux, M.Jankowski, H.H.Zingg and J.Gutkowska, 'Functional activity of the carboxyl-terminally extended oxytocin precursor peptide during cardiac differentiation of embryonic stem cells', *Stem Cells* 2008, 26(1), 45-54
M.Jankowski, A.Gonzalez-Reyes, N.Noiseux and J.Gutkowska, 'Oxytocin in the

heart regeneration', *Recent Patents on Cardiovascular Drug Discovery* 2012, 7(2), 81-7

(4) 多重迷走（ポリヴェーガル）理論については以下のサイトを参照。
https://en.wikipedia.org/wiki/Polyvagal_theory

(5) N.Eisenberg, R.A.Fabes, P.A.Miller, J.Fultz, R.Shell, R.M.Mathy and R.R.Reno, 'Relation of sympathy and personal distress to prosocial behavior: a multimethod study', *Journal of Personality and Social Psychology* 1989, 57(1), 55-66
N.Eisenberg, M.Schaller, R.A.Fabes, D.Bustamante, R.M.Mathy, R.Shell and K.Rhodes, 'Differentiation of personal distress and sympathy in children and adults', *Developmental Psychology* 1988, 24(6), 766-75

(6) J.E.Stellar, 'Vagal reactivity and compassionate responses to the suffering of others', A dissertation submitted in partial satisfaction of the requirements for the degree of Doctor of Philosophy in Psychology, University of California, Berkeley, 2013

(7) B.E.Kok, K.A.Coffey, M.A.Cohn, L.I.Catalino, T.Vacharkulksemsuk, S.B.Algoe, M.Brantley and B.L.Fredrickson, 'How positive emotions build physical health: perceived positive social connections account for the upward spiral between positive emotions and vagal tone', *Psychological Science* 2013, 24(7), 1123-32

(8) 炎症老化の概要については以下を参照。
C.Franceschi and J.Campisi, 'Chronic inflammation (inflammaging) and its potential contribution to age-associated diseases', *Journals of Gerontology, Series A:Biological Sciences and Medical Sciences* 2014, 69(S1), S4-9

(9) 炎症反射の概要については以下を参照。
V.A.Pavlov and K.J.Tracey, 'The vagus nerve and the inflammatory reflex-linking immunity and metabolism', *Nature Reviews Endocrinology* 2012, 8(12), 743-54

(10) H.L.Lujan and S.E.DiCarlo, 'Physical activity, by enhancing parasympathetic tone and activating the cholinergic anti-inflammatory pathway, is a therapeutic strategy to restrain chronic inflammation and prevent many chronic diseases', *Medical Hypotheses* 2013, 80(5), 548-52
この論文は運動によって迷走神経が活性化され、軽度の炎症が軽減することを示唆している。

(11) T.W.W.Pace, L.T.Negi, D.D.Adame, S.P.Cole, T.I.Sivilli, T.D.Brown, M.J.Issa and C.L.Raison, 'Effect of compassion meditation on neuroendocrine, innate immune and behavioral responses to psychosocial stress', *Psychoneuroendocrinology* 2009, 34(1), 87-98

この研究では瞑想がストレスによる炎症を軽減したと認められた。

(12) V.Deing, D.Roggenkamp, J.Kühnl, A.Gruschka, F.Stäb, H.Wenck, A.Bürkle and G.Neufang, 'Oxytocin modulates proliferation and stress responses of human skin cells: implications for atopic dermatitis', *Experimental Dermatology* 2013, 22(6), 399-405

(13) 一酸化窒素の概要については、ノーベル賞受賞者ルイス・イグナロ博士のサイトやインタビュー映像を参照。
たとえば https://www.youtube.com/watch?v=FsA04n2k6xY&t=31s など。

(14) A.L.Sverdlov, D.T.Ngo, W.P.Chan, Y.Y.Chirkov and J.D.Horowitz, 'Aging of the nitric oxide system: are we as old as our NO?', *Journal of the American Heart Association* 2014, 3(4), e000973

(15) S.A.Austin, A.V.Santhanam and Z.S.Katusic, 'Endothelial nitric oxide modulates expression and processing of amyloid precursor protein', *Circulation Research* 2010, 107(12), 1498-502
https://drnibber.com/nitric-oxide-alzheimers-disease/ も参照。

(16) K.J.Kemper, D.Powell, C.C.Helms and D.B.Kim-Shapiro, 'Loving-kindness meditation's effects on nitric oxide and perceived well-being: a pilot study in experienced and inexperienced meditators', *Explore* 2015, 11(1), 32-9
この研究では、硝酸塩と亜硝酸塩の濃度の上昇が確認された。これは一酸化窒素の濃度上昇を意味している。

(17) I.Gusarov, L.Gautier, O.Smolentseva, I.Shamovsky, S.Eremina, A.Mironov and E.Nudler, 'Bacterial nitric oxide extends the lifespan of C. elegans', *Cell* 2013, 152(4), 818-30

(18) G.H.Brody, T.Yu, S.R.Beach and R.A.Philibert, 'Prevention effects ameliorate the prospective association between nonsupportive parenting and diminished telomere length', *Prevention Science* 2015, 16(2), 171-80

(19) E.A.Hoge, M.M.Chen, E.Orr, C.A.Metcalf, L.E.Fischer, M.H.Pollack, I.De Vivo and N.M.Simon, 'Loving-kindness meditation practice associated with longer telomeres in women', *Brain, Behavior, and Immunity* 2013, 32, 159-63

(20) D.C.McClelland and C.Kirshnit, 'The effect of motivational arousal through films on salivary immunoglobulin A', *Psychology and Health* 1988, 2(1), 31-52

(21) G.Rein, M.Atkinson and R.McCraty, 'The physiological and psychological effects of compassion and anger', *Journal of Advancement in Medicine* 1995, 8(2), 87-105

(22) D.P.Rakel, B.P.Barrett, Z.Zhang, T.J.Hoeft, B.A.Chewning, L.Marchand and J.Scheder, 'Perception of empathy in the therapeutic encounter: effects on the common cold', *Patient Education and Counseling* 2011, 85(3), 390-7
D.P.Rakel, T.J.Hoeft, B.P.Barrett, B.A.Chewning, B.M.Craig and M.Niu, 'Practitioner empathy and the duration of the common cold', *Family Medicine* 2009, 41(7), 494-501

第四の副作用

(1) D.M.Buss, 'Sex differences in human mate preferences: evolutionary hypotheses tested in 37 cultures', *Behavioral and Brain Sciences* 1989, 12(1), 1-49
Dacher Keltner, *Born to Be Good: The Science of a Meaningful Life*, W.W.Norton & Company, 2009 も参照。

(2) C.S.Carter, 'Oxytocin pathways and the evolution of human behavior', *Annual Review of Psychology* 2014, 65, 17-39

(3) https://en.wikipedia.org/wiki/Oxytocin と https://www.physiology.org/doi/full/10.1152/physrev.2001.81.2.629 を参照。

(4) John Mordechai Gottman, *What Predicts Divorce?: The Relationship Between Marital Processes and Marital Outcomes*, Psychology Press, 1993
https://www.theatlantic.com/health/archive/2014/06/happily-ever-after/372573/ も参照。

(5) S.L.Gable, H.T.Reis, E.A.Impett and E.R.Asher, 'What do you do when things go right? The intrapersonal and interpersonal benefits of sharing positive events', *Journal of Personality and Social Psychology* 2004, 87(2), 228-45

(6) 同上。

(7) S.B.Algoe, J.Haidt and S.L.Gable, 'Beyond reciprocity: gratitude and relationships in everyday life', *Emotion* 2008, 8(3), 425-9

第五の副作用

(1) S.B.Algoe and J.Haidt, 'Witnessing excellence in action: the "other-praising" emotions of elevation, gratitude, and admiration', *Journal of Positive Psychology* 2009, 4(2),105-27

（２）J.Haidt, 'Elevation and the positive psychology of morality', In C.L.M.Keyes and J.Haidt (Eds.), *Flourishing: Positive Psychology and the Life Well-Lived*, American Psychological Association, 2003

（３）D.Freeman, K.Aquino and B.McFerran, 'Overcoming beneficiary race as an impediment to charitable donations: social dominance orientation, the experience of moral elevation, and donation behavior', *Personality and Social Psychology Bulletin* 2009, 35(1), 72-84

（４）S.Schnall, J.Roper and D.M.Fessler, 'Elevation leads to altruistic behavior', *Psychological Science* 2010, 21(3), 315-20

（５）同上。

（６）J.Galante, M.J.Bekkers, C.Mitchell and J.Gallacher, 'Loving-kindness meditation effects on well-being and altruism: a mixed-methods online RCT', *Applied Psychology: Health and Well-Being* 2016, 8(3), 322-50

（７）H.Over and M.Carpenter, 'Eighteen-month-old infants show increased helping following priming with affiliation', *Psychological Science* 2009, 20(10), 1189-93

（８）Allan Luks and Peggy Payne, *The Healing Power of Doing Good: The Health and Spiritual Benefits of Helping Others*, iUniverse, 2001 に記載。

（９）同上。

（10）R.A.Fabes, L.D.Hanish, C.L.Martin, A.Moss and A.Reesing, 'The effects of young children's affiliations with prosocial peers on subsequent emotionality in peer interactions', *British Journal of Developmental Psychology* 2012, 30(Pt4), 569-85

（11）R.G.Netemeyer, J.G.Maxham III and D.R.Lichtenstein, 'Store manager performance and satisfaction: effects on store employee performance and satisfaction, store customer satisfaction, and store customer spending growth', *Journal of Applied Psychology* 2010, 95(3), 530-45

（12）J.A.Chancellor, 'Ripples of generosity in the workplace: the benefits of giving, getting, and glimpsing', A dissertation submitted in partial satisfaction of the requirements for the degree of Doctor of Philosophy in Psychology, University of California, Riverside, 2013

（13）M.Vianello, E.M.Galliani and J.Haidt, 'Elevation at work: the effects of leaders' moral excellence', *Journal of Positive Psychology* 2010, 5(5), 390-411

(14) J.H.Fowler and N.A.Christakis, 'Dynamic spread of happiness in a large social network: longitudinal analysis over 20 years in the Framingham Heart Study', *British Medical Journal* 2008, 337(a2338), 1-9

(15) J.H.Fowler and N.A.Christakis, 'Cooperative behavior cascades in human social networks', *Proceedings of the National Academy of Sciences of the United States of America* 2010, 107(12), 5334-8

(16) https://www.uwhealth.org/news/longest-kidney-chain-ever-completed-wraps-up-at-uw-hospital-and-clinics/45549（2016年7月30日著者閲覧）
https://abcnews.go.com/Health/donating-kidney-complete-stranger-order-save-loved/story?id=30288400（2016年7月30日著者閲覧）

(17) https://www.kidneyregistry.org

(18) ハワード・ケリーと「コップ1杯の牛乳」の話については、Andrey W.Davis, *Dr.Kelly of Hopkins: Surgeon, Scientist, Christian*, The Johns Hopkins University Press, 1959を参照。

(19) 友人たちと私が立ち上げたNPOは「スピリット・エイド」という。設立に参加したスコットランド出身の有名俳優、デイビッド・ヘイマンは、今も責任者を務めている。彼は家庭生活と、俳優・映画監督業、そしてスピリット・エイドによるボランティア活動をみごとにバランスよく行っている。http://www.spiritaid.org も参照。

(20) エムズのエピソードは、彼女が運営しているフェイスブックのグループ「The delight of Kindness!」に掲載されている。

おわりに

(1) http://metro.co.uk/2016/01/26/big-issue-seller-repays-kindness-back-to-man-who-buys-him-coffee-every-week-5644613/（2016年10月19日著者閲覧）

デイビッド・ハミルトン（David R.Hamilton PhD）

イギリス、スコットランド出身。グラスゴーのストラックライド大学で生物化学・医薬品化学を専攻し首席レベルで卒業後、有機化学で博士号を取得。大学3年生のとき量子力学の一分野である化学系の統計力学の試験で、満点という「オタク的偉業」を達成。博士号取得後、イギリスの大手製薬会社で心血管疾患とガンの新薬開発に4年間従事。退職後、国際救援慈善団体「スピリット・エイド」を共同で設立し、2年間理事を務める。職業教育カレッジで教えたり、グラスゴー大学で指導員を務めたりしながら執筆活動を開始し、今までに9冊の著書を刊行。邦訳に『「親切」は驚くほど体にいい！“幸せ物質”オキシトシンで人生が変わる』(飛鳥新社)。科学の知見を日常生活に結びつけ、わかりやすく紹介するワークショップを開催し、講演活動も行っている。自身のサイトで定期的にブログを執筆するほか、「HuffPost」や「Psychologies Life Labs」にも記事を投稿している。『ELLE』『Psychologies』『Good Housekeeping』などの雑誌や新聞でも活動が紹介され、BBCラジオにもレギュラー出演している。2016年には雑誌の読者投票で心身の健康をテーマとする作家の1位に選ばれている。

- フェイスブック　https://www.facebook.com/DavidRHamiltonPhD
- ツイッター　https://www.twitter.com/drdrhamilton
- インスタグラム　https://www.instagram.com/davidrhamiltonphd
- ホームページ　http://www.drdavidhamilton.com

堀内久美子（ほりうち・くみこ）

上智大学外国語学部フランス語学科卒業。訳書に『モルガン・スタンレー　最強のキャリア戦略』(CCCメディアハウス)、『何度でも、おかえりを言おう』(ポプラ社)などがある。

親切は脳に効く

2018年5月20日　初版印刷
2018年5月30日　初版発行

著　者　デイビッド・ハミルトン
訳　者　堀内久美子
発行人　植木宣隆
発行所　株式会社 サンマーク出版
東京都新宿区高田馬場 2-16-11
(電)03-5272-3166
印　刷　共同印刷株式会社
製　本　株式会社村上製本所

定価はカバー、帯に表示してあります。落丁、乱丁本はお取り替えいたします。

ISBN978-4-7631-3612-1　C0030
ホームページ　http://www.sunmark.co.jp